Michael Weger
Die Heilkraft der Gefühle

W0054559

Michael Weger

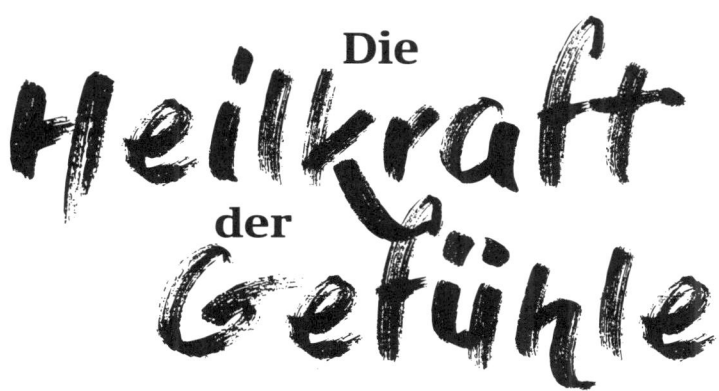

Die Heilkraft der Gefühle

Der Weg zu Gesundheit und Lebensfreude

Neue Erkenntnisse und Strategien

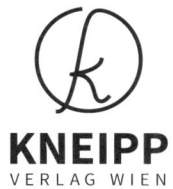

KNEIPP
VERLAG WIEN

STYRIA
BUCHVERLAGE

Wien – Graz – Klagenfurt
© 2018 by Kneipp Verlag
in der Verlagsgruppe Styria GmbH & Co KG
Alle Rechte vorbehalten.
ISBN 978-3-7088-0732-4

Bücher des Kneipp Verlages gibt es
in jeder Buchhandlung und unter
www.kneippverlag.com

www.facebook.com/KneippVerlagWien

Autorenfoto: Isabella Weger

Cover: Oskar Kubinecz, www.kubinecz.at
Grafische Gestaltung: Sebastian Carl, Amerang
Lektorat: Kneipp Verlag

Druck und Bindung: FINIDR, s.r.o.
Printed in the EU
7 6 5 4 3 2 1

Für meinen Vater

Inhalt

Vorwort

Die Kunst, zu fühlen, ist die Kunst, zu leben

Welches Schicksal uns auch immer widerfährt: Entscheidend ist, was wir dabei fühlen. Ob wir allein im Krankenbett liegen oder gerade Hochzeit feiern – unsere Gefühle bestimmen über Qualität und Bedeutung des Erlebten. Ein schönes Ereignis kann quälend und ein schlimmes voller Hoffnung sein, je nachdem, wie unsere Gefühlsmuster ausschlagen. Gefühle stehen im Mittelpunkt unseres Lebens, füllen uns aus, treiben uns an oder lähmen uns. Darüber hinaus beeinflussen sie, wie kaum eine andere Kraft, unsere geistige und körperliche Gesundheit in Gegenwart und Zukunft.

Der Kosmos der Gefühle ist noch lange nicht erschlossen, doch sein größtes Geheimnis ist bereits entdeckt: Gefühle können heilen oder „kränken" – je nachdem, welches Gefühl in Erscheinung tritt und vor allem wie wir damit umgehen.

Dieser Umgang mit emotionalen Zuständen in unserem Inneren ist der springende Punkt: Wir sind Gefühlen nicht ausgeliefert. Sie führen kein Eigenleben, sind nicht unveränderlich oder zwingen uns unabdingbar zu dieser oder jener Handlung. Meistens sind Gefühle nicht die Realität – es kommt uns nur so vor.

Den Großteil unserer emotionalen Muster haben wir erlernt. Somit können wir diese Muster auch wieder verlernen und an ihre Stelle neue, gesündere setzen. Mit etwas Übung kann sich das Leben dadurch deutlich zum Besseren wenden.

In diesem Buch werden die wesentlichen Hintergründe der Welt der Emotionen aus molekularbiologischer und medizinischer Sicht erläutert. Doch Gefühle lassen sich nicht auf chemische oder physiologische Vorgänge reduzieren.

Gefühle sind etwas Wundervolles, sie sind unmittelbar mit unserer Psyche und unserem Charakter verbunden. Sie machen uns aus. Sie sind der Schlüssel zum Leben und wir können lernen, sie für Gesundheit und Lebensfreude einzusetzen.

Wie Sie fühlen, entscheidet über Ihr Leben.

Täglich wahre Gefühle,
täglich ehrliche Worte,
täglich ausreichend Freude –
das ist die Formel für Ihr Wohlergehen.

Die Kunst, zu fühlen, ist die Kunst, glücklich, gesund und lange zu leben.

Möge Ihnen die Übung gelingen und Ihr Herz offen, leicht und fröhlich machen.

Von Herzen
Michael Weger

Anmerkung: Um den Lesefluss zu erleichtern, sind manche Begriffe nicht gegendert. Ich bitte Sie, das zu verzeihen. Sämtliche Angaben treffen natürlich auf alle Geschlechter zu.

„Angst ist die existenzielle Grundbefindlichkeit jedes Menschseins. Wenn der Einzelne vor der Wahrheit seiner Ohnmacht und seines Todes nicht länger in Scheinwelten flieht und die Augen verschließt, kann er zum Kern seines Wesens vordringen.

Jenseits der Verzweiflung verbindet uns alle die Wahrhaftigkeit unserer Gefühle und die darin liegende Kraft liebevoller Solidarität."

Dr. Otto Teischel,
Psychotherapeut und Psychoanalytiker

Teil 1
Eine neue Gefühlswelt

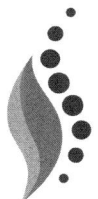

Die kränkenden Gefühlsmuster der Gegenwart

Die gesunden Gefühle, mit denen wir geboren werden

In den ersten Lebensmonaten ist der Mensch körperlich und motorisch noch sehr eingeschränkt. Menschenkinder funktionieren in dieser Zeit vor allem als Emotionskörper. Säuglinge und Babys verbringen ihre Zeit mit Schlafen und der Aufnahme von Nahrung, mit dem Verarbeiten von Sinneseindrücken und Gefühlserlebnissen, mit spielerischen Momenten und dem Dasein im Augenblick.

Sie entdecken das Leben fühlend. Sie erfühlen und erspüren die Welt und ihre Nächsten durch körperliche Nähe, durch den Klang fürsorglicher Stimmen, die Lautmalerei einer Sprache und eine natürlich angelegte Form der Empathie, des Mitfühlens.

Kleinkinder fühlen automatisch intensiv mit. Wenn die Freude der Eltern groß ist, freut sich auch das Kind. Wenn Angst herrscht, überträgt sich diese ebenso unmittelbar. Das Nachdenken über die Welt ist noch fern und auch die eigene Sprache kommt erst mit den Jahren.

Vor allem anderen also fühlen wir zu Beginn unseres Lebens und wir verfügen von Geburt an über die völlig gesunde und richtige Art, mit Gefühlen umzugehen: Wir zeigen sie sofort. Kein Gedanke, keine gesellschaftlichen Regeln und keine körperliche Hemmung blockieren den natürlichen Ausdruck der Gefühle.

Ganz zu Anfang, in den ersten Monaten nach der Geburt, gibt es nur zwei wesentliche emotionale Zustände, nämlich „Ich bin zufrieden" oder „Ich bin unzufrieden". Entweder ist die Welt in Ordnung (ich bin satt, habe es behaglich und bin beschützt …) – oder nicht (etwas tut weh, ist kalt, bedrohlich und macht mir Angst …). Die Angst ist die erste Emotion, die wir als eigenständige, von der Mutter entbundene Wesen empfinden.

Elementare körperliche Emotionen sind ebenso schon aktiv: Hunger, Durst, Schmerz oder Ekel. Schon nach wenigen Monaten nehmen die Gefühle dann weitere Formen an: Freude bis Euphorie oder Schmerz und Zorn. So wie sich unsere Bewegungsfähigkeit steigert, wachsen auch die Gefühle – bis hin zu einem fein verästelten Gefühlsbaum mit einer Vielzahl von Regungen.

Gefühle und Bewegung sind stark miteinander verknüpft. Eine Freude ist für ein kleines Kind nur dann wirklich groß und mitreißend, wenn es laut lacht, jubelnd seine Stimme erhebt, die Arme wild hochreißt und ausgelassen herumtollt. Gibt es hingegen Leid, kullern augenblicklich Tränen, weint das Kind bitterlich und schreit laut aus sich heraus, der ganze Körper krümmt sich im Schmerz. Das Bedürfnis nach Nähe, nach Gehalten- und Getragen-Werden setzt sofort ein und das Kind sucht den Schutz seiner Eltern.

Zorn ist bei Kleinkindern ebenso heftig, geht durch den ganzen Körper, wird mit tobenden Gesten ausgedrückt – aber nur, solange er erlaubt ist und nicht vom allzu oft mächtigeren Zorn der Eltern übertönt oder bestraft und dadurch vielleicht viel zu früh ausgetrieben wird.

Der Gefühlsbaum wächst mit den Monaten. Die Äste der Trauer, des Neids, der Eifersucht, der Scham entstehen. Gefühle von Liebe, Zugehörigkeit und Lust werden wach, Glück nimmt seine Form an und auch das Machtgefühl keimt. Doch die Entwicklung dieses Baumes und seiner späteren Früchte ist abhängig davon, was dem Kind während seiner ersten Lebensjahre zu welchem Zeitpunkt und in welcher Situation widerfährt.

Welches Verhalten ist wann erlaubt oder verpönt? Wann darf ein Gefühl frei ausgedrückt, wann muss es bereits sehr früh unterdrückt werden?

Auch genetische Faktoren sind bestimmend. Statur und Aussehen haben ihre Rückwirkung auf das Selbstgefühl, motorische Fähigkeiten spielen eine Rolle und ebenso kognitive Anlagen.

Ganz entscheidend ist dabei: Welche Gefühle werden in einer Familie gepflegt? Welche stehen wie oft „auf der Tagesordnung"? Welche dürfen wie intensiv und wann ausgedrückt und dadurch täglich eingeübt und biochemisch programmiert werden? Haben Gefühle überhaupt einen positiven Stellenwert oder werden sie meist nur als negativ, störend, aufdringlich oder fordernd empfunden?

Fest steht: Wer erwachsen ist, lacht, jubelt und singt nicht mehr laut aus sich heraus, wenn ihm danach ist. Die meisten Erwachsenen erheben auch nicht ihre Stimme, wenn sie zornig sind, schämen sich aber zumeist für ihre Tränen. Sie verbergen ihr Zittern, wenn sie sich fürchten. Sie sprechen nicht über ihre Ängste oder ihre Trauer. Ihre Körper bewegen sich zwar lange Zeit tadellos – aber zumeist monoton und „leblos". Nahezu jeder Gefühlsausdruck geschieht kontrolliert oder wird verborgen.

Warum ist das so? Wer hat uns den Ausdruck der Gefühle verboten? Wer hat es den Generationen vor uns verwehrt? Vielleicht ist es geschehen, weil Menschen mit starken Gefühlen auch starke Persönlichkeiten entwickeln und selbstbestimmter handeln – und sich dadurch schwerer kontrollieren lassen? Oder weil Eltern häufig zu große Ängste um ihre Kinder haben bzw. fürchten, die Kinder könnten ihrem Einfluss entgleiten? Weil viele Führungskräfte Angst vor den wahren Gefühlen ihrer Mitarbeiter haben? Weil wir in einer Gesellschaft leben, die der individuellen Wahrheit wenig Raum lässt? Weil wir nie gelernt haben, unsere Gefühle zu verstehen, mit ihnen angemessen umzugehen und sie zu kontrollieren oder für unser Wohlergehen zu nutzen?

Es geht in diesem Buch nicht darum, die Kulturgeschichte der Emotionen zu beschreiben. Es drängt sich aber auf, die Hintergründe ein wenig zu beleuchten. Denn: Die Früchte des mächtigen Gefühlsbaumes, der sich in und mit uns entfalten wollte, verdorren in der Leistungs- und Konsumgesellschaft der sogenannten ersten Welt mehr und mehr.

Gefühle sind im Allgemeinen verpönt, werden unterdrückt, zurückgehalten und dürfen nicht nach außen dringen. Das jedoch widerspricht ganz und gar ihrer natürlichen Anlage und führt schrittweise zu Depression, Burnout und Demenz einer ganzen Gesellschaft.

Das Gefühlstabu in Schule und Beruf

Spätestens mit dem Beginn des Schulalltags, wenn wir etwa sechs Jahre alt sind, werden Gefühle von einem Tag auf den anderen für mindestens vier Stunden täglich gebremst. Es darf seltener gelacht und so gut wie nicht mehr geweint werden, Schmerzen oder Nervosität werden kaum beachtet, das Erlernen und die Wiedergabe von faktischem Wissen stehen im Vordergrund.

Mit dem Benotungssystem der gängigen Schulformen beginnen wir auch, uns selbst zu beurteilen und zu bewerten: Durch das Beurteilt-Werden treten wir in die Zeit des Beurteilens und Wertens ein.

Schritt für Schritt agieren wir nicht mehr aus Freude oder Eigenantrieb, sondern aus Angst vor schlechter Leistung und aus vermindertem Selbstwertgefühl.

Welche Lebensinhalte aber haben tatsächlich Bedeutung? Welche schulischen Leistungen werden als besonders wichtig eingestuft? Welche Benotung erregt Aufsehen, wird vorgezeigt und mit Nähe und Liebe belohnt? Welches Versagen wird bestraft? Wird ein intaktes Gefühlsleben belohnt oder die intakte Anpassung an die Verhaltensweisen der Schul- und Leistungsgesellschaft?

Wir kennen die Antworten alle: Wir lernen, brav zu sein, uns anzupassen, durch Leistung aufzufallen, keine unnötigen oder störenden Äußerungen von uns zu geben und unsere Gefühle mehr und mehr zu verbergen – vor allem unsere Schwächen, Ängste und Nöte.

Können Sie sich daran erinnern, dass Ihr Lehrer vor einer Schularbeit die emotionale Befindlichkeit der einzelnen Schüler erhoben hat, um diese dann in die Benotung einfließen zu lassen? Hat man Sie darin geschult, mit Nervosität und Versagensängsten umzugehen?

Haben wir gelernt, unsere Gefühle wenigstens nachmittags lebendig ausdrücken zu dürfen – wenn sie schon vormittags im Unterricht störend waren? Haben wir gelernt, mit Gedanken, Worten und Bewegungen unsere Gefühle zu beeinflussen, um den Lebensalltag auch tatsächlich genießen zu können? Haben wir das Lernen je gelernt?

Wir haben uns im Turnunterricht eine Reihe von sportlichen Bewegungsabläufen angeeignet, aber nicht eine einzige sprechende, lebendige Geste unserer Hände! Wir haben gelernt, unsere Gefühle zurückzuhalten, bevor wir erfahren durften, wie sie sich ausdrücken lassen.

Gefühle werden mit Beginn der Schulzeit zum Tabu. Die Bildung des Geistes steht im Vordergrund – die Bildung des Herzens tritt zurück. Zugleich bestimmen Stress, Druck, Furcht und Konkurrenzkampf mehr und mehr den Alltag.

Im Berufsleben wird dieses Tabu dann fortgesetzt: Gefühle sind verpönt, sie haben fast oder gar keine Bedeutung. Wer seine Gefühle zeigt, gilt als sonderbar, hysterisch oder übersensibel.

Zwar leiden knapp 70 Prozent aller berufstätigen Menschen in Mitteleuropa unter Konflikten mit Kollegen oder unter einem schlechten Arbeitsklima, doch den Gefühlen, die sich dahinter verbergen, wird keine Beachtung geschenkt. Man nimmt eher in Kauf, krank zu werden oder dem Burnout zu erliegen, als die eigene gefühlsmäßige Wahrheit zu äußern oder therapeutische Hilfe in Anspruch zu nehmen.

Manche Menschen lässt dieser unausgeglichene Gefühlshaushalt zu tickenden Zeitbomben werden: Sie explodieren schließlich irgendwann. Andere wiederum schlucken ihre bedrohlichen Gefühle so lange hinunter, bis ihnen eine Depression jede Kraft und jeden Antrieb raubt.

Der Umgang mit Gefühlen ist für viele Menschen Neuland. Gefühle zu zeigen und auszusprechen fällt schwer, besonders wenn es um Schwächen oder Ängste geht.

Wir haben für viele alltägliche Lebensbereiche unser Handwerk gut erlernt: Wir können Auto fahren, Einkäufe erledigen, Smartphones bedienen, durch TV-Kanäle zappen, im Internet surfen, Bankgeschäfte erledigen, den Haushalt bewältigen etc. Doch mit unserem Innenleben können wir nicht umgehen. Für unserer Gefühle haben wir kein Handwerkszeug, obwohl jede Art zu scheitern, falls wir scheitern, von ihnen abhängt, denn: Gefühle sind das Leben selbst.

Auf neutrale Gefühle reduziert

Es gibt einen einfachen Grund, warum uns ein offener Umgang mit Gefühlen, eine Änderung unseres Verhaltens, so schwerfällt: Wir sind durch hundert- bis tausendmalige Wiederholung neurologisch und biochemisch darauf programmiert worden, unsere Gefühle zu zügeln oder zu verbergen. Wie oft haben Sie folgende Sätze gehört: „Setz dich hin! Nicht so laut! Hör auf zu schreien! Gib endlich Ruhe! Warum weinst du schon wieder? Keine Schwäche zeigen! Du musst jetzt stark sein! Wovor hast du denn Angst? Lass das! Nicht so nah! Finger weg! Reiß dich zusammen!"

Jedes gewohnte Verhalten in unserem Leben ist auf Wiederholung gegründet. Wir putzen uns täglich mehrmals die Zähne, weil unsere Eltern uns unermüdlich und hunderte Male dazu angehalten haben. Wir verbergen aus demselben Grund aber auch unsere Gefühle.

Wie bereits erwähnt, die Regeln für unser Gefühlsleben sind über viele Generationen entstanden. Niemand trägt die Schuld und gewiss wollten unsere Eltern und deren Eltern nur das Beste für ihre Kinder. Sie haben uns mit viel Mühe und Liebe in Richtung kleine und neutrale Gefühle programmiert. Die Leistungsgesellschaft besteht mittlerweile auf eine solche gefühlsneutrale Professionalität – und krankt daran.

Auf „Ver-Halten" programmiert

Gefühle wollen durch den Körper hinaus ins Leben. Der Begriff Emotion kommt vom lateinischen Wort „emovere", was so viel bedeutet wie „hinausbewegen" oder „ausagieren". Aber genau diesen Ausdruck, dieses Ausleben haben wir nie geübt, im Gegenteil: In die Gehschulen der Kindheit verbannt und auf die Stühle der

Jugendzeit gesetzt, haben wir viele Stunden täglich trainiert, unseren Bewegungs- und Ausdrucksdrang zurückzuhalten. Freie, lebendige Bewegung ist uns fremd geworden. Wir gehen mit eingesunkenen Schultern im immer gleichen Takt. Wir jubeln nicht mit dem ganzen Körper und der ganzen Stimme, wenn wir einen Erfolg verbuchen. Wir schämen uns davor, zu zittern, wenn wir vor anderen eine kleine Rede halten, oder dafür, am Ende eines Kinofilms zu weinen. Wir sind nicht mehr ungestüm und schon gar nicht mehr ausgelassen.

Ängste, Scham und das Gefühl, peinlich zu sein, prägen allzu oft unser Innenleben, doch nach außen hin wird nichts davon sichtbar. Unser öffentliches Verhalten läuft wie auf Schiene und hinter Masken ab – und das Wort „Verhalten" drückt tatsächlich aus, wie wir mit uns selbst umgehen.

Das Paradoxe daran ist: Dieses Verhalten kommt uns normal vor und lebendiger Ausdruck erscheint uns abnormal. Eine lebendige Form der Bewegung ist jedoch die Voraussetzung für einen intakten, gesunden und heilsamen Gefühlshaushalt.

Gefühle wachsen mit dem ihnen entsprechenden körperlichen Ausdruck. Nur wenn Gefühle sich frei durch Körper, Stimme und Sprache nach außen bewegen dürfen, bleibt man gesund und in seelischer Balance. Denn nur das entspricht dem natürlichen Fluss.

Auf Folgen gedrillt

Warum erregen so viele Kleinigkeiten des Alltags unser Gemüt? Warum lassen wir uns wieder und wieder von negativen Gefühlen unserer Umwelt anstecken? Warum reagieren wir überhaupt, wenn jemand uns beleidigt oder im Zorn überfällt?

Die Antwort ist ebenso einfach wie betrüblich: Wir sind darauf eingestellt, zu folgen, die Vorgaben anderer, Größerer, Älterer zu erfüllen, alten Regelwerken nachzueifern, aber keine neuen, eigenen zu kreieren. Wir haben sehr wenig bis gar keine Übung darin, unser Verhalten selbst zu bestimmen. Wir sind gedrillt darauf, zu folgen, nicht aber zu führen. Vor allem nicht uns selbst.

In den ersten Jahren unseres Lebens wurden Forderungen und Regeln schließlich immer von Erwachsenen geäußert, also von uns weit überlegenen Personen. Je negativer diese Äußerungen waren, desto bedrohlicher war die Situation und desto stärker hat unser Unterbewusstsein dies abgespeichert. Denn es folgt stets der ersten, innersten Direktive des Selbsterhaltungstriebes: Schütze dich und dein Überleben.

Ebenso schwer wiegt, dass wir mit Gefühlen zum Folgen erzogen wurden: Liebe, Zuwendung und Nähe gab es als Belohnung für das Entsprechen und Gehorchen. Je schneller ein Kind sich anpasst, desto eher gilt es fälschlicherweise als liebenswert, also der Liebe wert. Je stiller es ist, desto braver ist es. Eigensinn wurde häufig durch Ablehnung oder Strafe geahndet, Frechheit durch Zorn, freier, lebendiger Gefühlsausdruck durch harsche Zurechtweisungen.

Betrachten wir noch einmal die Schulzeit: Der tägliche Stundenplan ist vorgegeben. Was in den Stunden zu lernen ist, ist vorgeschrieben, ebenso die Dauer einer Unterrichtseinheit, die Art und Weise, wie eine Aufgabe zu lösen ist usw. Denken wir an den Beruf: Im Allgemeinen sind die Abläufe vorgegeben und auch das Wann, Wo und Wie. Wir haben uns perfekt daran gewöhnt, den Vorgaben anderer oder den Strukturen des Leistungssystems zu folgen.

Wir haben uns hingegen nie an Selbstbestimmung, an kreatives, eigenes Schöpfen oder an individuelles, freies Entscheiden gewöhnt. Es fällt uns viel leichter, einer Vorgabe, die von außen auf uns zukommt, zu folgen, als einen ersten oder nächsten Schritt aus eigenem Antrieb zu gehen. So reagieren wir oft viel zu schnell auf

Einflüsse von außen. Wir nehmen die Außenwelt täglich völlig automatisch in uns auf und folgen ihren Vorgaben.

Es beginnt mit der allmorgendlichen Zeitung oder den Nachrichten: Wir saugen wie blind die Negativberichte der Medien auf, käuen sie wieder, empören uns unbewusst und wie selbstverständlich über den Schrecken der Welt und beginnen unsere Tage mit Angst, Zorn und Zweifel. Es steht ja geschrieben. Und was geschrieben steht, kommt von den großen, älteren Wissenden. Wie in unserer Schulzeit. Wie im Kindergarten. Wie in den ersten Jahren unseres Lebens.

Wir sind an ein hohes Maß negativer Gefühle und Missstimmungen so gewöhnt, dass uns das normal vorkommt – wie wir es als normal empfinden, unselbstständig, unkreativ und fremdbestimmt unsere wahren Kräfte schwinden zu lassen und unsere Herzensanliegen zu verschweigen.

Neuronale Muster unterdrücken Gefühle und Körperausdruck

Worauf wir als Kinder und junge Menschen von unserem Umfeld programmiert wurden, ist schließlich zum festen Bestandteil unseres eigenen Denkens und Glaubens geworden. Wir denken selbst, dass es besser ist, Gefühle zu verbergen, misstrauisch gegenüber jedem und allem zu sein, Vorsicht walten zu lassen, statt etwas zu riskieren. Wir sind fest davon überzeugt, dass Entscheidungen vor allem aus dem Denken und Überlegen heraus gefällt werden sollten und nicht aus dem Bauch.

Wir unterdrücken unsere spontanen Gefühlseingebungen und körperlichen Ausdrucksformen. Wir sagen oft noch Ja, wo wir längst schon Nein schreien sollten. Wir bewegen uns ohne Esprit und unsere Hände hängen lasch an unseren Seiten herab oder verkriechen sich in die Hosentaschen.

Es ist nicht nur unsere Gesundheit, die unter dem falschen Umgang mit Gefühlen leidet, unser gesamtes Leben ist davon betroffen: Erfolg, Konzentration, Lernen, Ausstrahlung, Leistungskapazität, Lebensenergie – all diese Faktoren sind unmittelbar mit unserem Fühlen verbunden.

Ob Sie erfolgreich sind oder gerade von einer Krankheit genesen, den ganzen Erfolg und die ganze Gesundheit werden Sie erst erlangen, wenn Ihr Gehirn gelernt hat, auch Ihren Gefühlen zu folgen.

Vom Gefühlstabu zur Gefühlskrankheit

Gefühle sind das Stiefkind der Leistungsgesellschaft. Mancherorts beginnt langsam ein Umdenken, doch zumeist werden Emotionen nach wie vor zur Tabuzone erklärt, in die sich keiner zu weit hineinwagen darf.

Im Schulsystem beginnt das Umdenken langsam Früchte zu tragen. Doch es mangelt nach wie vor an der entsprechenden Ausbildung der Lehrkräfte – wie in der Berufswelt an der emotionalen Schulung vieler Führungskräfte.

Die Erkenntnisse der Molekularbiologie belegen jedoch eindeutig: Gefühle sind auf physiologischer Ebene die zentralen Botenstoffe und Hormone. Sie beeinflussen somit sämtliche Körper-, Geistes- und Mentalfunktionen.

Erkrankungen können unterschiedlichste, häufig auch genetische Ursachen haben. Viele sind jedoch Spätfolgen früh erworbener Verhaltensweisen und die meisten stehen in Zusammenhang mit den erlernten Abläufen unserer biochemischen Gefühlswelt.

Die renommierte amerikanische Neurowissenschaftlerin und Pharmakologin Candace B. Pert verweist in ihrem Buch „Moleküle der Gefühle" darauf, dass Körper, Gefühl und Geist zusammen ein großes ganzheitliches Gehirn bilden – ein psychosomatisches Netzwerk.

Drücken wir unsere Gefühle nicht aus, wird der biochemische Fluss im Körper unterbrochen. Und weil das die Informationsweitergabe blockiert, werden wir krank: 80 Prozent aller Krankheiten scheinen, so Candace Pert, durch unterdrückte Gefühle zu entstehen und auch die restlichen 20 Prozent scheinen etwas damit zu tun zu haben.

Die bahnbrechenden Entdeckungen der Molekularbiologie

Seit vier Jahrzehnten gibt es im Bereich der Molekularbiologie einen bedeutsamen interdisziplinären Zweig: die Psychoneuroimmunologie. Dieses Forschungsgebiet untersucht die Zusammenhänge zwischen Psyche, Gehirn, Hormon- und Immunsystem. In den vergangenen Jahren kamen Nobelpreisträger für Medizin aus den Reihen jener Wissenschaftler, die sich mit dieser Materie befassen.

Die im Folgenden beschriebenen Erkenntnisse sind stark vereinfachte Darstellungen der hochkomplexen biochemischen Prozesse. Sie sollen vor allem ein bildhaftes Verständnis für die Gefühle in unserem Körper vermitteln und zeigen, wie diese mit Krankheiten in Zusammenhang stehen.

Die Biochemie des Gefühls

Unser Körper besteht aus rund 70 Billionen Zellen. Der gesamte Organismus ist aus diesen Zellen aufgebaut. Ob es uns gut oder schlecht geht, ob wir gesund bleiben oder erkranken – all das hängt vom Zustand und der Funktionsfähigkeit der Zellen ab.

Unsere Lebenskraft und Gesundheit, unser Aussehen und Antrieb, die Fähigkeit, sich zu konzentrieren, zu lernen, sich zu bewegen oder auszudrücken, und noch vieles mehr – all das wird von der Leistungskapazität der Zellen bestimmt. Diese sind unsere elementaren Bausteine. Mit ihnen steht oder fällt alles.

Um uns die Biochemie der Gefühle anschaulich vor Augen zu führen, bedienen wir uns eines einfachen Vergleichs (auf diesen Vergleich kommen wir in diesem Buch noch mehrmals zurück): Stellen Sie sich jede Zelle des Körpers als riesige Chemiefabrik vor. Mehrere Millionen Türen führen von der Außenhülle, den Außenwänden der Fabrik, in das Innere. Hinter jeder dieser Türen beginnt ein Weg, der zur Schaltzentrale, dem Zellkern, führt. Den ganzen langen Tag über und auch in der Nacht tauchen vor den Türen Botschafter auf. Jeder dieser Botschafter trägt einen Schlüssel bei sich, der eine der Türen aufsperrt. Die Botschafter stecken die Schlüssel ins Schloss, treten ein und machen sich durch die Gänge der Fabrik auf den Weg zur Schaltzentrale. Dort angekommen, überbringen sie ihre Botschaft: Sie teilen der Zentrale mit, was diese zu produzieren hat.

Bringen die Botschafter gute Nachrichten, dann produziert die Chemiefabrik Zelle Gesundheit, Lebendigkeit, Lebensfreude. Bringen sie negative Botschaften, erfüllt die Fabrik ebenso pflichtbewusst ihre Aufgabe und produziert Krankheit, Trägheit, Leere.

Bitte halten Sie sich diese Darstellung gut vor Augen. Die Chemiefabrik ist eine unserer Zellen. Die Türen in die Fabrik sind die sogenannten Rezeptoren auf der Zellmembran. Die Botschafter sind unsere Gefühle in Form von Molekülen, Hormonen, Peptiden und Neurotransmittern.

Jedes Gefühlsmolekül hat einen Schlüssel für einen der Rezeptoren. Sobald es den passenden Rezeptor gefunden hat, betritt es die Zelle und überbringt dem Zellkern seine Botschaft.

Wie bereits oben erwähnt, enthält dieser Vergleich die Basiserklärung für alle weiteren Ausführungen. Vor allem aber lässt sich davon jeder bedeutsame Hintergrund für unseren Gefühlshaushalt ableiten.

Gefühlsmoleküle überbringen der Zelle Botschaften

Endorphine, die allgemein bekannten Glücksmoleküle, sind zum Beispiel solche Gefühlsbotschafter, die besonders gute Informationen für Zelle und Zellkern bereithalten: Sie initiieren unser Glücksgefühl und reduzieren das Schmerzempfinden. Ein anderer Botschafter ist Serotonin, das für Lebensfreude und Motivation zuständig ist. Wann immer uns Wohlgefühle durchfluten, sind diese beiden Hormone im Spiel.

Andere Gefühlshormone sind Cortisol, das sogenannte Stresshormon, Adrenalin, der Angst- und Kampfstoff, oder Dopamin, das in jeder Belohnungssituation zum Einsatz kommt u. v. m.

Der Postverkehr zwischen den Zellen erfolgt durch bestimmte Botenstoffe, Hormone und Neurotransmitter. Diese treffen auf die Rezeptoren der Zellmembran. Die Rezeptoren sind die bereits erwähnten Millionen von Türen in die Zelle. Um den richtigen Rezeptor zu finden, schwingt jeder Botenstoff in einer speziellen Frequenz. Diese Vibration ist sozusagen der Schlüsselcode, um in die Zelle eindringen zu können. Wir nehmen diese Vibration der Botenstoffe und Rezeptoren oft als Kribbeln wahr. Im Magen-Darm-Bereich finden sich beispielsweise gehäuft Zellen, die in Aufregungszuständen Milliarden schwingender Gefühlshormone über die Rezeptoren der Zellmembranen aufnehmen. Genau dort spüren wir dann die berühmten Schmetterlinge im Bauch.

Das Geist-Gefühl-Körper-Netzwerk

Je nach Gefühlslage werden in unseren Drüsen verschiedene Gefühlsmoleküle mit entsprechenden Botschaften produziert. Jedes dieser Moleküle besteht biochemisch aus einem speziellen Hormoncocktail. Sobald wir fühlen, werden die Gefühlshormone an der Wirbelsäule, im Darm, im Herzen und an anderen Stellen ins Blut-Kreislauf-System ausgeschüttet – nahezu zeitgleich mit den neuronalen Abläufen im Gehirn. Gefühlsmuster, Verhaltens-, Sprech- und Denkgewohnheiten sitzen förmlich in unserem Körper und ermöglichen oder verhindern den gesunden biochemischen Fluss der Gefühle.

Geist, Gefühl und Körper bilden somit ein großes, ganzheitliches Gehirn – ein „psychoemosomatisches" Netzwerk, das wir landläufig als unsere Psyche bezeichnen (ich verwende für dieses Geist-Gefühl-Körper-Netzwerk in weiterer Folge die Abkürzung GGK-Netzwerk).

Der natürliche Fluss der Gefühle und was er verlangt

Die oft „zitierte" Kampf-oder-Flucht-Situation (fight or flight) veranschaulicht die biochemisch angelegten Abläufe unserer Emotionen. Stellen Sie sich bitte diese Szene vor: Ein Mensch wird in der Wildnis von einem Raubtier angegriffen und erlebt dabei Stress in Form einer Panik – was ihm das Überleben ermöglicht. Er fühlt Todesangst, es bleiben ihm nur zwei Alternativen: Kampf oder Flucht. Entschließt er sich zu kämpfen, muss er zusätzlich zur Angst auch Aggression aufbauen. Entschließt er sich zur Flucht, reicht die Todesangst aus, um mit aller Kraft loszustarten.

In beiden Fällen – Kampf oder Flucht – sind folgende Punkte klar ersichtlich:

- Die negativ erscheinenden Emotionen Angst und Aggression sind zu unserem Schutz da, zur Lebenserhaltung.
- Emotionen produzieren gewaltige Energien.
- Diese Energien dienen dazu, eine starke körperliche Aktivität einzuleiten und auszuagieren.
- Im Falle des Kampfes wird auch ein stimmlicher Ausdruck in Form von Kampfgeschrei zur Machtdemonstration vorbereitet.
- Die intensive Emotion ist für einen kurzen, effektiven Einsatz bestimmt.

Dies hält uns den natürlichen Fluss der Gefühle sehr plastisch vor Augen: Emotionen verlangen immer einen körperlichen Ausdruck von uns. Sie bereiten eine Handlung vor, während der sie dann verarbeitet werden. Sie dienen unserer Selbsterhaltung und geben uns Kraft für Fortschritt und Entwicklung.

Gefühlsgift – die fehlgeleitete Emotion

Gefühle verlangen also danach, durch den Körper ausgedrückt zu werden. Sogenannte negative Gefühle sind nicht von Haus aus negativ, da ihr ursächlicher Sinn die Lebenserhaltung war. Erst der falsche Umgang mit ihnen lässt sie gefährlich werden.

Man kann ganz allgemein feststellen: Erst aus unterdrückten Gefühlen werden negative Gefühle. Und diese verhaltenen negativen Emotionen sind wahres Gift für den Körper und machen krank.

Für den Bestsellerautor, Internisten und Endokrinologen Deepak Chopra ist die Angst die Wurzel von allem, was in Wahrheit verborgen werden soll: Sie versteckt sich unter den Schichten aus Trauer, Wut, Depression.

Der blockierte Fluss der Gefühle

Statistiken belegen, dass Stress, Angst und Ärger in der europäischen Bevölkerung mit jedem Jahr zunehmen. Wir alle erleben immer häufiger belastende Gefühle und folgen dennoch den alten, lebensfeindlichen Gefühlsregeln:

- Verbirg deine Gefühle!
- Zeig nie deine Schwäche!
- Wer stark ist, schweigt!
- Schluck es hinunter!
- Zittere nicht!
- Halt den Mund!
- Schwitz nicht!
- Weine nicht!
- Lach nicht so laut!
- Schrei nicht!
- Fuchtle nicht mit den Händen herum!
- Sei nicht so vorlaut!
- Und vor allem: Sprich nicht über Gefühle!

Diese und viele andere Gesellschaftsregeln unterdrücken unsere Gefühle. Sie sind tief in unserem Denken verankert. Und was noch schlimmer ist: Die verkrusteten Dogmen beherrschen unsere Gefühle. Denn wir können nur mehr fühlen, was diese Regeln uns zu fühlen erlauben.

Ein Beispiel: Sie sind aufgefordert, eine kurze Rede zum runden Geburtstag Ihrer Mutter zu halten. Sie bereiten sich vor, machen sich Notizen, schreiben vielleicht einen Text, lernen ihn auswendig und üben vielleicht sogar vor dem Spiegel. Bei der Feier stehen Sie schließlich auf – und zittern, schwitzen, sind nervös. Ihr Denken sagt Ihnen automatisch: Keine Schwäche zeigen, nicht zittern und hoffentlich halten die Schweißeinsätze unter den Achseln dicht.

Was geschieht in Folge? Die typischen Symptome eines blockierten Gefühlsflusses treten auf: Der vorbereitete Text ist plötzlich aus Ihrem Hirn verschwunden, die Stimme bleibt im Hals stecken, Ihr Herz beginnt zu rasen, die Gedanken entgleiten Ihnen, Sie versprechen sich und ehe Sie sich's versehen sitzen Sie wieder auf Ihrem Stuhl, fühlen sich ausgelaugt und als Versager.

Der gesunde und erfolgreiche Weg wäre gewesen, Ihre Nervosität einzugestehen, Ihr Zittern zu akzeptieren, den Text zur Sicherheit in Ihrer Hosentasche parat zu haben und die Rede damit zu beginnen, Ihre Furcht auch anzusprechen: „Ich bin ziemlich nervös, aber das geht Ihnen sicher auch so, wenn Sie eine Rede zu einem so wichtigen Anlass halten sollen. Jedenfalls hab' ich den Text auch dabei, damit ich nichts Wichtiges vergesse." Und mit einem Lächeln hätten Sie vielleicht ergänzt: „Hoffentlich kann ich ihn, wenn meine Hände so zittern, dann auch lesen." Da Sie Ihre Gefühle ehrlich gezeigt und ausgesprochen hätten, wäre es Ihnen schon nach wenigen Augenblicken besser gegangen. Und nebenbei hätten Sie sich zudem Freunde gemacht, weil Sie eine Schwäche eingestanden und Humor bewiesen hätten.

Gefühlsmedizin tanken – dem Fluss folgen

Die Kraft der Emotionen als Leben spendende oder zerstörende Energie hat ganz entscheidend mit dem richtigen Ausdruck zu tun. Körper, Gefühl und Geist sind nicht zu trennen und müssen miteinander agieren.

Wer glaubt, dass ein negatives Gefühl keinen Schaden anrichtet, wenn man es nur für sich behält, begeht einen gefährlichen Trugschluss. Seine Moleküle haben längst im Körper zu wirken begonnen. Das Gefühl ist bereits wirksam und verlangt nach einer Handlung.

Treffen Gefühlsmoleküle mit negativer Stimmung auf unsere Zellen, veranlassen die Zellen im Körper eine Bereitschaft für Kampf oder Flucht. Werden nun körperlich entsprechende Verhaltensweisen eingeleitet, kann der Organismus dem biochemisch natürlichen Fluss folgen und dies hat positive Auswirkungen auf die Gesundheit und das Wohlbefinden. Bei richtigem und gesundem emotionalen Verhalten werden die Gefühlshormone verwendet und dadurch abgebaut. Werden Gefühlsausdruck oder sogar Gefühlsausbrüche jedoch zurückgehalten, wird das Gefühl zu Gift, weil der Körper dem biochemisch natürlichen Fluss nicht folgen darf.

Positive Gefühle sind von Haus aus leichter auszudrücken. Sie sind von vornherein sympathisch, fühlen sich gut an und haben uns im Lauf des Erwachsenwerdens durchwegs zwischenmenschlichen Erfolg beschert.

Gute Gefühle sind zudem auch ganz allgemein gesünder. Ihre Moleküle sind weniger aggressiv, mindern die Säureproduktion, stärken das Immunsystem, stabilisieren den Energiehaushalt u. v. m. Positive Gefühle stimmen das gesamte Gefühl-Geist-Körper-Netzwerk positiv.

Gefühlsmedizin tanken bedeutet:
- *Geben Sie Ihren Gefühlen, wann immer es möglich ist, einen wahrhaftigen Ausdruck.*
- *Aktivieren Sie regelmäßig so viele positive Gefühle wie möglich.*

Glück statt Grippe – Glücksmoleküle blockieren das Virus

Sind Sie schon einmal kurz vor einem Urlaub krank geworden? Natürlich kann das ausnahmsweise vorkommen, zum Beispiel, wenn man lange Zeit enormem Stress ausgesetzt war und dann loslässt. Im Allgemeinen aber ist das Gegenteil der Fall. Studien belegen, dass die Wahrscheinlichkeit, in einem glücklichen oder freudvollen Zustand an einer Erkältung zu erkranken, um rund 70 Prozent geringer ist als im Falle von Stress, Überlastung oder auch Einsamkeit.

Unter den Aspekten der Psychoneuroimmunologie betrachtet, gibt es dafür eine gut nachvollziehbare Erklärung: Um in eine Zelle zu gelangen, benutzt ein Grippevirus zum Beispiel die gleichen Rezeptoren auf der Zellmembran wie manche positiven Gefühlsmoleküle. Wenn nun in der Nähe eines bestimmten Rezeptors eine große Menge solcher Moleküle vorhanden ist, versperren sie den Eingang – das Virus wird abgeblockt.

Diese Erkenntnisse haben der Pharmakologie neue Perspektiven gebracht. Weltweit wird nach Stoffen gesucht, die spezielle Rezeptoren an den Zellen verschließen, sodass Krankheitserreger nicht mehr eindringen können.

Für Sie und die nächste Grippewelle bedeutet das: Sorgen Sie dafür, dass Sie genügend positive Gefühlsbotenstoffe ausschütten. Dann müsste das Grippevirus eigentlich vor verschlossenen Türen Halt machen (weitere nützliche Tipps, wie Sie nachhaltig positive Gefühlsmoleküle aktivieren können, erhalten Sie in den Kapiteln „Wie Sie die Heilkraft Ihrer Gefühle stärken", ab Seite 56, und „Wie Sie in drei Wochen Ihren Gefühlshaushalt neu aufbauen", ab Seite 62).

Der dreiwöchige Gewöhnungseffekt der Rezeptoren

Ist ein Mensch über einen langen Zeitraum glücklich, fällt es ihm leichter, auch weiterhin glücklich zu bleiben. Durchlebt er aber beispielsweise eine lange Phase der Einsamkeit, so fällt es ihm immer schwerer, aus der Einsamkeit aufzutauchen und wieder in Beziehung mit anderen zu treten.

Es scheint, als würde sich der Organismus an oft wiederholte Gefühlslagen gewöhnen, selbst wenn das Gefühl unerwünscht ist. Auch bei Streitigkeiten zwischen Ehepartnern ist dieser Effekt zu beobachten: Hat sich der Streit einmal „eingenistet" und tritt er quasi mit einer gewissen Regelmäßigkeit zutage, wird es immer schwerer, zu Harmonie und gegenseitigem Verständnis zurückzufinden.

Diese Gewöhnung findet biochemisch tatsächlich statt. Schuld daran ist der Gewöhnungseffekt der Rezeptoren. Wenn wir Gefühle häufig und stark erleben, führt das zu einer Art Überflutung des gesamten GGK-Netzwerks mit den entsprechenden Botenstoffen. Diese Überflutung verändert in kurzer Zeit die Anzahl und Verteilung der Rezeptoren auf der Zellmembran: Es werden Millionen mehr jener Rezeptoren bereitgestellt, die häufiger gebraucht werden. Die Zelle gewöhnt sich einseitig an spezielle Gefühle und entwickelt so eine Art biochemisches Gedächtnis. Für den Organismus wird es dann immer einfacher, dasselbe Gefühl wiederherzustellen, sprich, zu empfinden, und entsprechend zu agieren.

Nach nur drei Wochen – und das ist ein ganz entscheidender Punkt – haben dadurch die Rezeptoren einer Art die Rezeptoren einer anderen Art verdrängt. Die Zelle ist biochemisch umprogrammiert. Und: Sie verlangt täglich nach den Molekülen jener einen Art, für die sie so viele Rezeptoren zur Verfügung gestellt hat.

Ein Beispiel: Cortisol ist das Stressmolekül Nummer eins. Nach nur drei Wochen mit täglich anhaltendem Stress haben alle Zellen des Körpers ein Millionenfaches an Cortisol-Rezeptoren aufgebaut. Die Zellen sind umprogrammiert und verlangen nach ihrer täglichen Dosis. Stress steht für die Zellen nicht mehr zur Diskussion – sie brauchen ihn, wollen ihn, sind süchtig danach. Unser Gehirn folgt dieser Aufforderung der Zellen und setzt uns vermehrt und gezielt stressreichen Situationen aus. Wir sind süchtig geworden nach Problemen, die uns Stress verursachen. Erst eine dreiwöchige Phase mit der täglichen Ausschüttung positiver Gefühlsmoleküle kann in Folge die Zellmembranen wieder umprogrammieren.

Das begründet auch dreiwöchige Kuren oder Urlaube – erst ab der vierten Woche ist eine tatsächliche Umstellung im Hormonhaushalt möglich.

Daraus ergeben sich weitere, wirklich grundlegende Richtlinien:

- *Achten Sie darauf, welche Gefühle Sie tagtäglich aktivieren.*
- *Bemühen Sie sich von heute an, Ihr Netzwerk insgesamt an schöne Gefühle zu gewöhnen.*
- *Versuchen Sie, täglich zumindest ein kleines Hochgefühl zu erleben.*
- *Behalten Sie, wenn irgendwie möglich, den guten Gefühlszustand mehr als drei Wochen bei – am besten ein Leben lang.*

Body-Feedback-Schleifen dienen der Gefühlssteuerung

Lassen Sie uns einen kleinen Test durchführen, der aus zwei Teilen besteht. Er verdeutlicht Ihnen, was Body-Feedback-Schleifen bedeuten.

Teil 1:

Setzen Sie ein Lächeln auf, ein herzliches Lächeln, bei dem sich die Augenwinkel nach unten und die Mundwinkel nach oben bewegen – Augen- und Mundwinkel also zueinander hin.

Dann atmen Sie noch drei- bis viermal tief ein und aus. Achten Sie darauf, sich beim Ausatmen Zeit zu lassen, und entspannen Sie zusätzlich Ihre Schultern, als würde eine Last von Ihnen abfallen.

Das Lächeln behalten Sie eine gute Minute bei. Dann spüren Sie nach, was Sie empfinden. Lassen Sie ein paar weitere Minuten vergehen.

Ändern Sie bitte Ihre Körperhaltung und probieren Sie danach Teil 2 aus.

Teil 2:

Setzen Sie sich auf die Kante eines Stuhles, stellen Sie die Füße dicht nebeneinander und ziehen Sie die Knie eng zusammen. Nun beugen Sie sich etwas nach vor und stützen Ihre Stirn in

Ihren offenen Handflächen ab. Beginnen Sie etwas kürzer und schneller zu atmen, halten Sie zwischendurch den Atem kurz an. Machen Sie zudem eine ernste Miene. Sitzen Sie nun eine gute Minute in dieser Haltung, als ob Sie verzweifelt wären, da. Die Reaktion in Ihrem Inneren wird nicht lange auf sich warten lassen. Unterbrechen Sie die Übung, sobald Sie ein Missempfinden verspüren.

Sie haben sicher gerade erlebt, worauf dieser Test hinausläuft: Jedes Gefühl ist mit einer speziellen Körperhaltung und damit einer Reihe von zugehörigen Muskelreaktionen verbunden. Jede Emotion hat einen bestimmten Basisausdruck, den unser GGK-Netzwerk kennt.

Der übliche Prozess läuft von innen nach außen: Ein Gefühl wird innen ausgelöst und darauf folgt eine spezielle Form des Ausdrucks. Muskelaktivität, Atemrhythmus, Mimik und Haltung, Gedanken und innere Bilder verändern sich. Durch das veränderte äußere Verhalten steigert sich wiederum die Intensität des innen erlebten Gefühls und weitere Botenstoffe werden ausgeschüttet. Diesen Kreislauf nennt man Body-Feedback-Schleifen.

Allerdings können wir diesen Prozess auch umkehren. Wenn Sie auf Ihr Gesicht ein breites Lächeln setzen und Ihre Schultern entspannen, geht diese äußere Aktivität sofort als Meldung an das innere Netzwerk und veranlasst die Ausschüttung von Glücksmolekülen.

Halten Sie einen lächelnden, lockeren, leichten und lebendigen Körperausdruck über drei bis vier Minuten bei, können Sie aus nahezu jedem negativen Gefühl ein positives machen. Intensive Emotionen lassen sich natürlich nicht so leicht umstimulieren, aber auch dafür gibt es Techniken. Sie werden Sie später noch kennenlernen.

Bei solchen Techniken verdrängen Sie erstmal auch nichts, denn Sie schrauben ja nur die Zahl der positiven Botenstoffe in die Höhe.

Man kann diese Form des emotionalen Programmierens gut mit der Handhabung eines Fernsehgeräts vergleichen: Sie schalten auf ein anderes Programm um, Sie ändern Ihre Einstellung.

Die beste Fernbedienung für Ihre Gefühle ist in jedem Fall Ihr Körper. Damit können Sie gleich hier und jetzt beginnen:

Verändern Sie Ihre Körperhaltung, dann fliegen Ihnen gute Gedanken und Erinnerungen viel leichter zu. Denken Sie einfach an die „Vier-L-Formel": locker – leicht – lebendig – lächelnd. Richten Sie sich auf, lockern Sie die Schultern, atmen Sie ein paarmal tief durch, lächeln Sie.

Beachten Sie zudem: Wenn Sie eine problematische Situation durchleben, wird Ihr Körper einen entsprechend verhaltenen, verkrampften Ausdruck annehmen. Je länger Sie diesen Ausdruck beibehalten, desto häufiger kommt es zu Body-Feedback-Schleifen, die dem Netzwerk befehlen, den negativen Zustand weiter zu verstärken.

Am besten ziehen Sie sich ein paar Augenblicke zurück und stellen den Körper auf die „Vier-L-Formel" ein – oder Sie zeigen Ihre Gefühle, sobald sie auftauchen, ehrlich und drücken sie auch aus, damit sie verbraucht werden, bevor sie noch stärker ausschlagen.

Dem Herzen folgen –
Wege zur emotionalen Gesundheit

Studien belegen die Heilkraft der Gefühle

Es wurden bereits zahlreiche Langzeitstudien durchgeführt, die das Thema Psyche, Gefühle und Gesundheit zum Inhalt haben. In den letzten drei Jahrzehnten hat man vor allem die Auswirkung der Gefühle auf Gesundheit und Lebensdauer gemessen und belegt. Obwohl diesen Studien weltweit völlig verschiedene Bedingungen zugrunde lagen, kamen alle zu einem ähnlichen Ergebnis.

Der amerikanische Mediziner Dean Ornish (siehe Quellen im Anhang) konnte in Langzeitstudien nachweisen, dass sozial isolierte Menschen statistisch ein doppelt bis fünfmal höheres Risiko haben, vorzeitig zu erkranken und zu sterben, als Menschen, die über ein starkes Zugehörigkeits- und Gemeinschaftsgefühl verfügen bzw. regelmäßig Gefühle der Geborgenheit, Freude und Liebe erleben.

Gemeinschaft, Nähe und Lebensfreude mindern also besonders das Risiko, zu erkranken. Und gerade diese drei Faktoren kann man als den Nährboden für ein intaktes und offenes Gefühlsleben bezeichnen. Im stabilen Familien- oder familienähnlichen Gruppenverband – und damit auch in familienähnlichen Unternehmensstrukturen – stellt das gegenseitig entgegengebrachte Vertrauen die Basis für ein gesundes Gefühlsleben dar.

Probleme können an- und ausgesprochen werden. Man kennt einander besser und fühlt stärker mit dem anderen. Nähe wird zumeist auch über Berührungen ausgetauscht. Ein Zornesausbruch kommt schon einmal vor, hinterlässt aber keine tiefgreifenden Verletzungen. Auch Tränen dürfen ohne Scham fließen.

Nähe und Gemeinschaft sind einer der Schlüssel für ein positives Gefühlsleben und Gesundheit.

Stellvertretend für viele Studien sei in diesem Zusammenhang auch die besonders vielsagende Roseto-Studie angeführt: Roseto ist eine Stadt mit italo-amerikanischer Bevölkerung im Osten von Pennsylvania. Über fünfzig Jahre lang wurden die Menschen hier intensiv beobachtet.

Man stellte fest, dass in den ersten dreißig Jahren im Vergleich zu den Nachbarorten auffallend wenige Menschen an einem Herzinfarkt starben – und das, obwohl die konventionellen Risikofaktoren (Rauchen, fettreiche Ernährung etc.) ebenso vorlagen. Grund dafür war die Tatsache, dass die Gemeinde Roseto 1882 von Einwanderern besiedelt worden war, die allesamt aus einer einzigen Stadt in Süditalien stammten. Zusammengehörigkeit, ethische und soziale Homogenität sowie familiäre Bindungen waren besonders stark ausgeprägt. Als sich dann dieser Zusammenhalt langsam aufzulösen begann, stieg die Sterblichkeitsrate auf das gleiche Niveau wie in den Nachbargemeinden.

Gefühle und ihre Energie sind das Zentrum unseres Lebens

An welches Ereignis Ihrer Vergangenheit erinnern Sie sich spontan als Erstes? Gewiss an eines mit starken Gefühlen. An welchen Lehrer aus Ihrer Schulzeit erinnern Sie sich am besten? Wahrscheinlich an einen, der entweder besonders wohlwollend, motivierend und mit ganzem Herzen bei der Sache war, oder an einen, der vor allem negative Gefühle in die Unterrichtsstunde mitgebracht bzw. in Ihnen ausgelöst hat.

Geburten, Hochzeiten, Todesfälle, der erste Schultag, die erste Verliebtheit oder sexuelle Erfahrung, eine Reise in ein fremdes Land – alles, was uns besonders in Erinnerung bleibt und unser Leben ausmacht, ist voll starker Gefühle.

Woran auch immer wir uns aus jüngster oder ferner Vergangenheit erinnern, es ist mit intensiven Gefühlserlebnissen verbunden – mit einer hohen inneren Ladung an Energie. Denn Gefühle sind reine Lebensenergie. Sie stellen unsere Energie gewissermaßen her und zur Verfügung. Darin liegt ein weiterer Grund, warum wir in kurzer Zeit nach ihnen süchtig werden und uns ganz allgemein nach Gefühlen sehnen.

Natürlich wünschen wir uns vor allem positive Gefühle, da ihr Strom uns ohne innere Widerstände zu tragen vermag, uns beflügeln und erheben kann. Wenn kein gutes Gefühl zur Verfügung steht, ziehen wir aber oft auch negative Gefühle der inneren Leere und Antriebslosigkeit vor. Wir tolerieren manchmal sogar Lebensumstände, die uns Angst, Stress oder sogar Schmerz bereiten: nur um zu fühlen und daraus Energie zu beziehen.

Wie aber stellen Sie sich, wenn Sie die Wahl hätten, ein erfülltes Leben vor? Wahrscheinlich reich an schönen Gefühlen und arm an Misstrauen, Unglück, Verzweiflung und Leid. Sie wählen sehr wahrscheinlich kein Kriegsgebiet für einen Urlaub und sehnen sich nicht nach Streit in der Familie.

Alles, was wir uns täglich wünschen, sind gute Gefühle. Alles, wonach wir uns sehnen, ist, geliebt zu werden, Nähe und Vertrauen zu erfahren und unsere Zeit in Harmonie und Glück zu verbringen. Und Sie werden in Folge noch sehen: Sie haben tatsächlich die Wahl.

Gefühle und ihre Energie sind das Zentrum unseres Lebens. Sie bewegen uns, sind der Antrieb für unsere Leistungen und Fortschritte, sie weisen uns den Weg bei schwierigen Entscheidungen.

Seinem Herzen näherzukommen und den Gefühlen die ganze Beachtung zu schenken, ist der effektivste Weg zu anhaltender Gesundheit und auch zu Erfolg. Denn die Energie unserer Gefühle entscheidet, „welcher Erfolg für uns erfolgt".

Gefühle stecken an

Ein Beispiel: Sie haben den Bus genommen und sind auf dem Weg nach Hause. Ihnen gegenüber sitzt ein junges Mädchen. Sie verbirgt ihr Gesicht hinter einem Taschentuch und weint. Wie verhalten Sie sich? Schenken Sie ihr Aufmerksamkeit? Versuchen Sie, das Mädchen zu trösten? Wenden Sie sich ab? Bemühen Sie sich, an etwas anderes zu denken? Wechseln Sie vielleicht sogar den Sitzplatz, um den Anblick nicht weiter ertragen zu müssen? Wie auch immer Sie reagieren: Jedes intensive Gefühl eines Gegenübers hat etwas Zwingendes – es steckt an und wir können uns kaum entziehen. Das bringt Vorteile, wenn es sich um ein gutes Gefühl handelt. Ist das Gefühl jedoch negativ, haben wir oft damit zu kämpfen, nicht „hineingezogen" zu werden. Gefühle strahlen aus und je intensiver ein Gefühl ist, desto stärker erreicht es andere Menschen.

Dies mag unmittelbar mit der vorhin beschriebenen hohen Energie von Gefühlen zu tun haben. Energie, die ausstrahlt, kann auch wahrgenommen werden. Es handelt sich wohl um eine Art von elektromagnetischer Übertragung, eine Form von Psychoenergetik, die in einem selbst und zwischen Menschen geschieht.

Es kann auch mit jenen Spiegelneuronen zu tun haben, die für die Übertragung von Stimmungen und Gedanken zuständig sind und seit Jahren in der Neurowissenschaft für Furore sorgen. Oder mit der Produktion von Duftstoffen, die je nach Stimmung wechseln. Natürlich spielt auch die Körpersprache eine große Rolle, die jeder Mensch, zumeist unbewusst, sehr genau zu deuten vermag. Was auch immer der exakte Grund sein mag: Gefühle stecken an.

Denken Sie zum Beispiel nur an die unglaublichen Massen-Hochgefühle bei Popkonzerten: Da geschieht eine gegenseitige Aufladung, die zwingend und faszinierend ist. Oder an ein Begräbnis: Man wird von Trauer mitgerissen, selbst wenn man mit dem Verstorbenen weder verwandt noch besonders gut bekannt war.

Das Phänomen der Gefühlsübertragung ist auch der Grund dafür, warum ein im Kino erlebter Film stärker in Erinnerung bleibt als ein Fernsehfilm, den wir zu Hause am Sofa erleben – die Gefühle tauschen sich unter den vielen Zuschauern im Kinosaal aus. Auch die charismatische Anziehungskraft großer Anführer beruht unter anderem auf der Fähigkeit, viele Menschen bewusst mit Gefühlen anstecken und dadurch manipulieren zu können.

Empathie – die Kunst des Mitfühlens

Sie können das natürliche Phänomen der Gefühlsübertragung für sich nutzen: Lassen Sie sich von den positiven Gefühlen anderer anstecken. Wann immer in Ihrer Nähe eine gute Stimmung herrscht, schließen Sie sich an und lenken Sie Ihre Aufmerksamkeit ganz auf den Menschen, von dem die gute Stimmung ausgeht.

Sollten negative Gefühle auf Sie einströmen, die Sie momentan nicht aufnehmen wollen: Wenden Sie Ihre Aufmerksamkeit bewusst ab, denken Sie an etwas anderes, Glückliches, Schönes oder erinnern Sie sich gezielt an ein Hochgefühl aus Ihrem Leben.

Die Aufmerksamkeit funktioniert bei emotionaler Übertragung wie ein Verstärker: Je intensiver Sie sich dem Gefühl eines Menschen zuwenden, desto stärker wird es Sie mitreißen. Sie können die Fähigkeit, mitzufühlen, auch gezielt trainieren.

Beruhigen Sie Ihre Gedanken und lenken Sie die ganze Aufmerksamkeit auf die Gefühle eines Gegenübers. Versuchen Sie dabei möglichst vorurteilsfrei und ohne Erwartung zu sein. Nehmen Sie vielleicht auch eine ähnliche Körperhaltung und Stimmlage ein. Dann warten Sie darauf, dass Ihre Gefühlssensoren von selbst reagieren. Nach wenigen Augenblicken werden Sie feststellen, dass sich Ihr innerer Zustand ein wenig verändert hat. Vielleicht spüren Sie sogar deutlich, wie Ihr

Gegenüber sich fühlt, ob Ihr Gesprächspartner einem Thema positiv oder negativ gegenübersteht. Je öfter Sie das ausprobieren, desto verlässlicher werden die Ergebnisse sein.

Gefühle anderer zu erspüren und sich damit zu beschäftigen, steigert insgesamt Ihre Gefühlsmotorik. Es kann Ihnen dabei helfen, jenen emotionalen Zustand zu erreichen, den man landläufig als „offenes Herz" bezeichnet. Ein solches offenes Herz kann sich als äußerst gesund und gewinnbringend erweisen.

Gefühle sagen die Wahrheit

Wann immer wir die Zähne zusammenbeißen, etwas hinunterschlucken, verheimlichen oder verschweigen, sind Gefühle im Spiel. Alles, was wir schwer ausdrücken können, was niemand von uns wissen soll, wovor wie Angst haben, was uns peinlich ist oder wofür wir uns schämen, hat mit verborgenen Gefühlen zu tun.

Erinnern Sie sich kurz an die letzte Situation, in der Sie es vorziehen mussten, die Unwahrheit zu sagen. Sie wollten nicht verletzt werden und auch niemanden verletzen. Sie wollten niemanden kränken, auch wenn Ihnen vielleicht viel daran gelegen wäre, für eben jene Sache einzustehen. Vielleicht hatten Sie auch einfach Furcht vor den Konsequenzen.

Wenn uns etwas kränkt, verletzt, wütend macht, wenn wir etwas nicht ertragen können oder wenn uns etwas blockiert – wann immer ein negatives Gefühl einem anderen Menschen gegenüber entsteht, finden wir keinen rechten Weg, dieses Gefühl auch auszudrücken.

Doch wenn es darum geht, die Wahrheit zu sagen, bedeutet das immer, seine Gefühle zu beschreiben und sie auszusprechen. Manchmal fällt einem das sehr schwer und man zieht es vor, seinen Mund zu halten.

Gesünder jedoch ist es, sich darin zu üben, so oft wie möglich einen Weg der Äußerung zu finden. Man kann und sollte vorsichtig damit beginnen und erst nach einiger Zeit der Übung größere Schritte wagen.

Es gibt ein einfaches und erprobtes Hilfsmittel, um die Wahrheit zu äußern: Sprechen Sie über sich selbst, über Ihre Gefühle und nicht über Gefühle oder Handlungsweisen anderer.

Ein Beispiel: *Stellen Sie sich vor, Sie hätten sich unabsichtlich im Ton vergriffen und eine kränkende Äußerung gemacht. Ihr Gegenüber reagiert darauf mit einer Erwiderung.*

Lesen Sie nun die Variante A seiner Worte und überprüfen Sie Ihre Gefühle dabei: „Sie sind unmöglich. Ihr ganzes Verhalten ist unerträglich! Wie kann man nur so arrogant sein?!"

Wie fühlen Sie sich? Das klingt nicht angenehm und würde Sie wahrscheinlich mehr verletzen, als Sie selbst zuvor Ihr Gegenüber unabsichtlich verletzt haben.

Lesen Sie nun Variante B und achten Sie wieder auf Ihre Gefühle: „Ich fühle mich nicht wohl, wenn Sie so mit mir umgehen. Es hat mich, muss ich zugeben, verletzt und gekränkt. Ich fühle mich herabgesetzt. Ich würde gerne in Ruhe mit Ihnen darüber reden."

Diese Art des Ausdrucks ist Ihnen sicher sympathischer. Es handelt sich dabei um eine sogenannte Ich-Botschaft. Man beschreibt seine eigenen Gefühle und gibt auch seine eigene Verletzlichkeit preis. Das bringt Sympathiewerte. Man spricht wahrhaftig, aus offenem Herzen und folgt damit dem natürlichen, gesunden Gefühlsfluss.

Beispiele für Ich-Botschaften, die Gefühle ausdrücken (solche Botschaften beginnen zumeist mit dem Wort „ich"; sie drücken nicht aus, was man glaubt oder meint, sondern beschreiben, was man tatsächlich fühlt):
- Ich fühle mich bedrückt.

- Ich bin wütend.
- Ich bin heute empfindlicher als sonst.
- Ich fühle mich verletzt und gekränkt.
- Ich fühle mich ungeliebt.
- Ich empfinde Schuld.
- Ich bin voller Zweifel.
- Ich bin ganz ängstlich und nervös.
- Ich zittere, bin erregt und spüre, wie sich meine Muskeln an-spannen.
- Ich bin glücklich.
- Ich fühle mich gut und völlig ausgeglichen.
- Ich habe so viel Freude in mir, ich könnte die ganze Welt umar-men.

Gefühle verlangen eine Handlung

Jedes Gefühl verlangt eine Handlung von uns. Und: Erst, wenn ein Gefühl ins Spiel kommt, sind wir auch bereit, zu handeln.

Gefühle sind immer für den Ausdruck gemacht. Sie wollen aus un-serem Inneren hinaus ins Leben. Sie wollen etwas bewirken und ausgetauscht werden.

Wir sehnen uns instinktiv danach, Emotionen mit anderen Men-schen zu teilen: Ein wunderbarer Sonnenuntergang ist erst dann richtig schön, wenn man ihn mit jemandem gemeinsam erlebt und darüber sprechen kann.

Wenn wir verliebt sind, bereitet der Körper alles dafür vor, dem Liebespartner näherzukommen, er bereitet Berührungen, Aus-tausch und Sexualität vor. Wenn wir mitten auf der Straße stehen und ein Auto auf uns zurast, ermöglicht die spontane Panik eine schnelle Ausweichbewegung. Wenn wir angegriffen werden und darauf mit Zorn reagieren, wird eine Verteidigungsaktion einge-leitet.

Die Tatsache, dass Gefühle Handlungen erfordern, hat eine wesentliche Bedeutung für unsere Gesundheit. Denn, wenn wir nicht aus den momentanen Gefühlen heraus handeln, verbleiben alle Botenstoffe und auch die geballte frei gewordene Energie in unserem Körper – sie richten sich damit gegen uns selbst. So können unterdrückte Gefühle tatsächlich verletzen und zu Erkrankungen führen. Der nicht ausgedrückte Zorn kann zum tödlichen Giftbecher werden, den wir dann, manchmal über lange Zeit hinweg, Schluck für Schluck austrinken.

Jede Gefühlsaktivität schüttet Botenstoffe aus und stellt den Körper auf Alarm- oder erhöhte Bereitschaft ein. Unsere wunderbare Körpermaschine läuft in gefühlsgeladenen Situationen sehr oft auf Hochtouren, ohne sich in Bewegung setzen zu dürfen.

Was ist der gesunde Weg? Wenn ein Gefühl in Ihrem Inneren auftaucht, mit dem Sie nicht recht umzugehen wissen, stellen Sie sich vielleicht als Erstes die Frage: Welche Handlung verlangt dieses Gefühl von mir? Dann: Wie kann ich es ausdrücken? Wenn Sie sich auch darüber klar geworden sind, gehen Sie in die Aktion über und handeln Sie – bestenfalls – beherzt.

Üben Sie beständig den Ausdruck Ihrer Gefühle. Versuchen Sie, Ihre Gefühle durch Ihre Körpersprache sichtbar werden zu lassen. Suchen Sie auch nach der passenden Stimmlage, denn jede Stimmung hat eine eigene Stimme. Suchen Sie nach den Worten, die Ihr Gefühle am besten beschreiben. Folgen Sie Ihrem Herzen so oft wie möglich. Dieser Weg führt Sie direkt zu Gesundheit und Lebensfreude.

Gefühle sind die Informationsträger Nummer eins

Denken Sie bitte kurz an einen Menschen, den Sie besonders gern haben. Dieser Mensch hat Ihnen gerade ein schönes Geschenk gemacht. Nun stellen Sie sich vor, wie Sie in dieser Situation den Satz „Das ist ja wunderbar!" aussprechen. Probieren Sie es aus. Wiederholen Sie den Satz innerlich ein paarmal, indem Sie immer wieder an den lieben Menschen und an das Geschenk denken. Beobachten Sie Ihre Betonung genau, die Melodie und auch die Stimme, mit der Sie es sagen. Sie können es natürlich auch laut aussprechen und probieren.

Als nächstes stellen Sie sich bitte vor, jemand, den Sie nicht besonders mögen, hat gerade Ihr Lieblingsobjekt, eine Vase, einen Kunstgegenstand, Ihre Lieblingstasse, fallen gelassen. Am harten Steinboden ist das gute Stück in tausend Scherben zersprungen. Sie sagen spontan, laut und nachdrücklich: „Das ist ja wunderbar!" Probieren Sie es wieder mehrmals aus und untersuchen Sie erneut die Betonung, die Melodie, die Stimmlage.

Es ist derselbe Satz. Es sind dieselben Worte. Sogar die Reihenfolge der Worte ist gleich geblieben. Doch die Botschaft ist das genaue Gegenteil.

Sie können dieses Spiel auf jeden beliebigen Satz, in jeder Situation Ihres Lebens übertragen. Gefühle sind immer im Spiel und übermitteln die Information, um die es in Wahrheit geht. Natürlich lässt sich alles überspielen, indem man beispielsweise eine sanfte Stimme anschlägt, obwohl man stinksauer ist. Aber auch für die Stimmlage, die Melodie und den Rhythmus unserer Sprache gilt: Folgen Sie der Wahrheit Ihres Gefühls. Sie dürfen ruhig einmal lauter werden oder mit dem Gefühlstext, der unter dem Text mitschwingt, Ihren Missmut ausdrücken. Ihre Biochemie wird es Ihnen danken.

Hören Sie sich einige Tage beim Reden zu und identifizieren Sie die vielen geheimen Botschaften, die Sie durch Ihren Tonfall, durch Betonungen übermitteln oder die Sie dadurch zu verbergen suchen. Der Ton macht die Musik, heißt es, und dieser Ton wird von Ihren Gefühlsinstrumenten erzeugt.

Negative Gefühle wollen uns schützen

Anfangs fällt es schwer, konsequent einen neuen Weg im Umgang mit Gefühlen zu verfolgen. Es fühlt sich ungewohnt an, von einem Tag auf den anderen mit offenen Karten zu spielen, Gefühle zu zeigen und ganze Teile seines Lebens auf neue Gefühle abzustimmen. Da diese Konsequenz aber sehr lohnenswert ist, empfiehlt es sich, gleich damit zu starten – auch wenn alte innere Widerstände Sie bremsen wollen. Ihre Gesundheit wird es Ihnen ebenso danken wie Ihr tägliches Wohlempfinden. Schritt für Schritt wird sich eine neue Erlebenswelt etablieren.

Besonders bei negativen Gefühlen tendieren wir zu Passivität oder zu verspäteten Überreaktionen. Oft warten wie tagelang zu, kochen innerlich, bis uns dann endgültig der Kragen platzt oder wir im Gegenteil ganz resignieren. Das raubt uns enorm viel Energie und Lebensfreude.

Doch gerade negative Gefühle sind eigentlich unsere besten Beschützer, mehr noch, sie sind ausschließlich zu unserem Schutz da. Zorn dient dazu, uns zu verteidigen oder gegen Ungerechtigkeit zu wehren. Angst hilft, unser oder das Leben unserer Nächsten zu erhalten. Trauer führt uns in die Nähe unserer Liebsten und bindet uns an sie.

Unsere Gefühle kämpfen gegen jede Art der Unterdrückung, Bevormundung, Vereinsamung. Sie wollen unsere Eigeninitiative und unsere Kreativität fördern.

Wenn es emotionale Probleme am Arbeitsplatz gibt, mit Ihrem Partner, Ihren Kindern, beim Sport oder Hobby, hören Sie auf diese Gefühle. Nehmen Sie einen emotionalen Widerstand ernst, wenn er sich in Ihrem Inneren formiert. Da gibt es etwas in Ihrem Umfeld, das Ihre Kräfte mindert, das Sie herabwürdigt oder unterdrückt. Wehren Sie sich dagegen.

In unserer Leistungsgesellschaft müssen Vorgesetzte von ihren Mitarbeitern Einsatz und Engagement oft weit über das Maß des Leistbaren hinaus fordern. Da verwundert es nicht, dass das Burnout-Syndrom wie eine Epidemie um sich greift.

Im Familienleben stehen Eltern häufig unter enormem Druck, überfordern sich selbst oder einander und schließlich ihre Kinder.

In der Freizeit erlegen wir uns selbst nicht selten einen ganz ähnlichen Erwartungs- und Erfüllungsdruck auf, betreiben intensiv Sport in Wettkämpfen, besteigen die höchsten Berge, überfüllen den Tagesplan unserer Urlaube mit Sightseeing-Touren oder jetten von einem Reiseziel zum nächsten.

Und bei all dem fühlen wir, bis auf seltene Augenblicke positiver Erfüllung, zumeist den uns allen zur Gewohnheit gewordenen Stress. Dieser alltägliche Lebensstress ist eigentlich ein Cocktail aus Angst und Aggression.

Tatsächlich fordern uns aber genau diese Gefühle auf, gegen ihre Ursache anzukämpfen. Wir sind nicht gemacht für permanente Überforderung, Perfektionswahn oder Bestleistungen.

Kämpfen Sie für Ihr Recht und Ihren Wert als selbstbestimmter Mensch. Ihre Gefühle sind besorgt um Sie, darum formieren sie sich in Ihrem Inneren und stellen Ihnen ihre Kräfte zu Verfügung. Es sind Ihre ureigensten Antriebskräfte, die Ihnen helfen wollen, Ihr Leben nach Ihren Maßstäben zu meistern. Je eher Sie beginnen, Ihren wahren Gefühlen zu folgen, desto schneller werden Sie Ihre ursprüngliche, Ihre ganze Kraft wiederfinden.

An dieser Stelle sei ein gesondertes Wort der Angst gewidmet – sie ist die elementarste Emotion und direkt unserem Selbsterhaltungstrieb zur Seite gestellt: Die Angst ist, wie weiter vorne bereits beschrieben, ein Gefühl, das als Handlung entweder Flucht oder Kampf von Ihnen verlangt. Entweder Sie verlassen den Ort, die Situation, die Ihnen Angst einflößt, oder Sie entscheiden sich dafür, die Angst in Zorn und Mut umzuwandeln, und bauen damit Ihre Kampfkraft auf.

Ihre Angst ist in jedem Fall berechtigt. Sie will ernst genommen werden. Sie ist stärker, als alle anderen Gefühle. Und sie hat ein Recht darauf, ausgedrückt und gewürdigt zu werden.

Oft liegt die Ursache einer Angst weit zurück und tief in den Schichten der Psyche verborgen. Durch einen gegenwärtigen Auslöser kann sie erwachen und an die Oberfläche dringen. Oder sie widerfährt uns in einer existenzbedrohenden Situation ganz neu und erstmalig. Wie auch immer es sich verhält, die Angst darf sein. Sie ist wertvoll. Sie will Ihnen zeigen, dass Sie etwas zu unternehmen oder zu äußern haben.

Stellen Sie sich im Zweifelsfall vor: Was wäre, wenn mir eine ideale Lösung der Situation gelingen würde? Was wäre, wenn ich meine Angst zu Mut machen und die Hindernisse überwinden könnte? Wenn Sie dabei spüren, dass Ihr Herz höher schlägt, dann machen Sie sich auf den Weg und ringen Sie sich zu Ihrer ureigensten Kraft durch.

Manchmal ist es sogar notwendig, aktive Wut gegen sich selbst aufzubauen, um sich aus einer blockierenden Angst herauszuarbeiten. Die Angst kann ein Vertrauter, ein innerer Wächter und sogar ein Krieger werden, der Ihnen hilft, zu Ihrem wahren Selbst zu finden.

Die Krankheit ist der Ersatzaufschrei
unterdrückter Gefühle

Sie haben nun bereits viele Hintergründe und Aspekte des falschen und auch des richtigen Umgangs mit Gefühlen kennengelernt. Nun nähern wir uns langsam den unmittelbaren Zusammenhängen zwischen Krankheit und Gefühlen und damit auch den Techniken, die uns vor einer künftigen Erkrankung bewahren oder von einer bestehenden erlösen können.

Lassen Sie uns vier Hauptfaktoren zusammenfassen:
1. Gefühle sind auf biochemischer Ebene Botenstoffe, die unseren Zellen sagen, was zu tun ist.
2. Gefühle bauen Energie auf.
3. Gefühle drängen aus dem Inneren nach außen ins Leben.
4. Gefühle verlangen einen authentischen Ausdruck und angemessene Handlungen.

Man kann den Zusammenhang zwischen Gefühlen und Krankheiten in einem Satz zusammenfassen: Wenn Sie nicht schreien, wird Ihr Körper für Sie schreien (wobei schreien als Synonym für jede Form des emotionalen Ausdrucks zu verstehen ist)!

Der Körper vollzieht gewissermaßen einen Ersatzaufschrei. Er versucht, sich Gehör zu verschaffen und auf einen Mangel, eine Fehlhaltung, eine falsche Einstellung hinzuweisen. Hat man diesen Zusammenhang einmal erkannt und begonnen, sich mit ihm auseinanderzusetzen, kann jede Krankheit zu einer Chance für das Leben werden.

Die Krankheit ist eine Hilfe

Sobald wir eine Krankheit als Hinweis verstehen lernen, als sichtbares und deutbares Zeichen unseres Körpers, dass mit unseren Gefühlen, Handlungen und unserem Denken etwas nicht stimmt, zeigt sie uns den Weg zur Gesundheit. Bei genauer Betrachtung liefert sie manchmal sogar das Rezept, das uns am schnellsten heilen kann.

Bei manchen Erkrankungen fällt es schwer, die richtige Deutung und den speziellen Kontext im Leben des Betroffenen zu verstehen. Lösungen sind nur durch persönliche Gespräche und eine tiefe Form der Suche unter professioneller Betreuung zu finden. Deshalb empfehle ich bei jeder Form einer schweren Erkrankung neben der medizinischen auch eine psychotherapeutische Begleitung.

Die Auseinandersetzung mit Gefühlen und ihren Bezügen zur Erkrankung zeigt immer neue Perspektiven und kann helfen, unbekannte Anteile der Persönlichkeit zu entdecken oder vor allem die heilende Kraft der Hoffnung zu schüren.

Nehmen Sie eine Krankheit als Aufforderung wahr. Behandeln Sie Ihren Körper, als wäre er Ihr bester Lehrer. Die Selbstheilungskräfte des GGK-Netzwerks stehen immer bereit, vor allem, wenn sich unterdrückte Gefühle in Form einer Krankheit zeigen. Suchen Sie die Sprache Ihrer Krankheit und beginnen Sie dann ein Gespräch.

Eine praktische Übung, um die Botschaft Ihrer Krankheit zu erkennen:

Ziehen Sie sich zurück und legen Sie sich bequem hin. Achten Sie darauf, dass Ihnen nicht kalt wird und dass Sie nicht gestört werden. Hören Sie, wenn Sie mögen, eine sanfte Instrumentalmusik mit einem langsamen Rhythmus.

Nun atmen Sie zuallererst tief durch und dabei doppelt so lange aus, wie Sie einatmen. Beruhigen Sie so Ihre Gedanken und Ihren inneren Rhythmus.

Nun wenden Sie langsam Ihre ganze Aufmerksamkeit dem erkrankten Körperteil zu. Stellen Sie sich folgende Fragen: Welche Botschaft verbirgt sich im Kern meiner Krankheit? Was will mir meine Krankheit sagen? Auch wenn es eigenartig klingen mag, stellen Sie die Frage nach der Botschaft direkt Ihrem Krankheitsherd: Was willst du mir mitteilen?

Nehmen Sie sich genügend Zeit für diese Übung. Bleiben Sie durchgehend ruhig und drängen Sie nicht auf eine Antwort. Wiederholen Sie die Übung ein paar Tage lang in Ruhe und mit Muße.

Irgendwann werden vor Ihrem inneren Auge Bilder, Situationen und Gedanken auftauchen, die Ihnen zeigen, was Ihre Krankheit begünstigt hat. Dort setzen Sie dann an und beginnen, Schritt für Schritt Ihre Einstellung und Ihr Verhalten zu ändern.

Ihre Krankheit kann Sie führen und lehren.

Der Mensch will Wahrheit, Freude und Frieden

Wie bereits erwähnt, der uns allen so bekannte Stress ist auf biochemischer Ebene eine Mischung aus Angst und Aggression. Diese beiden Emotionen leiten ein Flucht- oder Kampfverhalten ein. Beides jedoch verwehren wir uns im alltäglichen Berufs- und Familienleben aus guten und für das Bestehen in unserer sozialen Gesellschaft notwendigen Gründen. Dennoch treiben dieser Stress und seine Moleküle in unserem Inneren ihr Unwesen, ob wir sie ausdrücken, ob wir ihren Impulsen folgen oder nicht.

Die hormonellen Botenstoffe überfluten die Rezeptoren der Zellmembranen, verstopfen die Türen für andere Botenstoffe, treiben den Körper in eine permanente Überspannung und drängen ihn zu Höchstleistungen, selbst noch im Schlaf. Das System überlastet mit der Zeit und an natürlichen Schwachstellen im Körper treten Probleme auf.

So verhält es sich grundsätzlich mit allen Gefühlsbotenstoffen, sofern sie nicht rechtzeitig durch Ausdruck und Handlung verbraucht und dadurch verarbeitet werden.

Langzeitstudien mit Messungen der Gehirnwellen, der Herzfrequenz, der Immunabwehr, der Hormonproduktion, des Muskeltonus, der Knochendichte und sogar der Hautalterung bis hin zur Häufigkeit von Abnützungserscheinungen der Wirbelsäule weisen allesamt in eine Richtung: Sie verlangen einen neuen und gesünderen Umgang mit unseren Gefühlen. Wir sind physiologisch nicht gemacht für diesen verhaltenen, zurückgenommenen, unwahren Umgang mit unserem wahren Menschsein. Denn Menschsein verlangt Wahrheit, Freude und Frieden.

Stellen Sie sich eine Art Gefühlsbarometer vor, die Skala reicht von −10 (erleben wir in Zeiten schwerster Not) bis +10 (erleben wir in den euphorischsten Lebensphasen).

Physiologisch sind wir konzipiert für lang anhaltende Phasen relativen Glücks (+3), mit kurzen, intensiven Gefühlseinsätzen (zwischen −9 und +9, sofern Selbsterhaltung und Fortpflanzung es verlangen), stets jedoch mit unbedingter, wahrhafter Wiedergabe unserer inneren Gefühlswelt nach außen in die Wirklichkeit.

Am besten tut uns eine Stimmungslage von +3 bis +5 auf dem Gefühlsbarometer – mit Spiel, Spaß, Zeiten des Friedens, häufigen Phasen der körperlichen Nähe, Leichtigkeit, Güte und Gefühlen der Hoffnung, des Glaubens und der Harmonie. Dazu gehört, sinnbildlich gesprochen, ein offenes Herz, das wieder gelernt hat, sich seiner natürlichen Anlage gemäß zu bewegen und im Takt unseres selbstbestimmten, ureigensten Seins zu schlagen.

Die zehn Faktoren eines offenen Herzens

Der Begriff „offenes Herz" ist eine Art Synonym. Es steht für den Idealzustand unseres Gefühlshaushaltes. Es ist ein Zustand, der, angepasst an unseren Alltag, natürlichen Schwankungen unterliegt. Ein Idealzustand lässt sich, ähnlich wie Glück, entweder nur hin und wieder erreichen oder kann zu einer Art lebensbestimmendem Grundton werden. Er sollte jedoch auch nicht als absoluter Maßstab gelten, denn es ist eine wesentliche Eigenschaft des offenen Herzens, Schwankungen, Fehler und Schwächen zu akzeptieren.

Ein Ideal kann uns aber eine Richtung weisen und zu einem anhaltenden Leitmotiv werden (das Herz als Organ nimmt natürlich an sich schon eine zentrale Stellung in unserem Gefühlsleben und für unsere Gesundheit als Ganzes ein – siehe dazu auch das Kapitel „Herz-Kreislauf-Erkrankungen", ab Seite 107).

Die Eigenschaften eines offenen Herzens lassen sich direkt mit gesundheitlichen Aspekten in Verbindung bringen: Es kann nicht verstopfen oder blockieren. Es erstarrt nicht und bricht auch nicht. Es ist weder verhärtet, noch verschlossen. Es fällt nicht aus dem Takt, stolpert nicht, „fällt nicht in die Hose" oder bleibt plötzlich stehen. Das offene Herz ist ein Symbol für den gesunden und natürlichen Urzustand unserer emotionalen Aktivität.

Die zehn Faktoren des offenen Herzens auf einen Blick

1. **Gefühlsbewegung:** Das offene Herz ist zu allen Gefühlen fähig und kann fließend von einem Gefühlszustand in einen anderen wechseln.
2. **Gefühlsintensität:** Das offene Herz fühlt die intensivsten Emotionen ebenso wie die feinsten Stimmungen.
3. **Gefühlsfreiheit:** Das offene Herz ist nicht an spezielle Gefühle gebunden. Es kann immer wieder loslassen und sich neu einstellen.

4. **Gefühls-Timing:** Das offene Herz folgt dem natürlichen Zeitmaß eines Gefühls. Ein natürlicher Zornesausbruch dauert zum Beispiel nur wenige Augenblicke.

5. **Glücksgefühle:** Das offene Herz sucht instinktiv nach guten Gefühlen. Nur falsch eingelernte Muster oder traumatische Prägungen bringen das Herz dazu, permanent negativ zu fühlen. Das offene Herz sucht regelmäßig schöne Hochgefühle, um gesund zu bleiben und lange zu schlagen.

6. **Mitgefühl:** Das offene Herz fühlt mit. Je näher uns ein Mensch steht, desto intensiver nimmt das offene Herz dessen Gefühlsbewegungen empathisch wahr.

7. **Gefühlsmacht:** Das offene Herz kann seine Kraft bündeln, sie ausstrahlen und uns antreiben. Es hilft uns, Träume zu verwirklichen.

8. **Gefühlsbotschaften:** Das offene Herz nimmt Bedrohung oder Anziehung rechtzeitig wahr und gibt spürbare Zeichen: ein leichtes Druckgefühl, ein Ziehen oder Kribbeln, ein keimendes Gefühl von Leere oder Schwere, Energie, Hitze, Kälte.

9. **Gefühlskontrolle:** Das offene Herz bezähmt sich selbst. Es riskiert keinen Konflikt, den es nicht gewinnen kann. Es kann verzeihen oder sich umstimmen.

10. **Gefühlsfluss:** Das offene Herz folgt den natürlichen Gesetzen der biochemischen Bewegung. Es erregt sich nur, wenn die Lebensumstände tatsächlich eine Gefühlsaktivität verlangen. Dann will es sich ausdrücken und genutzt werden.

Wie Sie die Heilkraft
Ihrer Gefühle stärken

Der intakte Gefühlshaushalt

Vor allem die Forschungsergebnisse der Molekularbiologie legen für den gesunden Umgang mit Gefühlen einfache und klare Handlungsweisen nahe. Unser Gefühlssystem ist, wie bereits beschrieben, dafür gemacht, lange Phasen des Glücks, der Harmonie und der Freude zu durchleben.

Die positiven Gefühlsbereiche sind nachweislich die gesündesten. Sie beugen bis zu 80 Prozent aller Krankheiten vor, verlängern unser Leben und steigern obendrein den Erfolg im Alltag.

Die negativen Gefühlsbereiche sind vor allem zum Schutz in unser Gefühlssystem integriert. Sie reagieren auf jede Form der Bedrohung und stellen die Ressourcen her, um effektiv fliehen, verteidigen oder kämpfen zu können. Sie sind allerdings nur für kurze und intensive Einsätze konzipiert. Sie bereiten starke körperliche Aktivität vor und müssen ausgedrückt werden.

Lang anhaltende Phasen voll unterdrückter negativer Gefühle sind reines Gift für unsere Gesundheit.

Die drei Hauptregeln

1. *Fühlen Sie so oft und so lange wie möglich positive Gefühle.*
2. *Sprechen Sie alle Gefühle in ehrlichen Ich-Botschaften aus.*
3. *Drücken Sie alle Gefühle ehrlich und lebendig mit dem ganzen Körper aus.*

Sollten Sie durchhalten und mindestens drei Wochen lang täglich von morgens bis abends positive Gefühle durchleben können, hätten Sie es geschafft: Ihre Rezeptoren wären dann wieder auf Gesundheit und Glück programmiert.

Sie glauben, das könnte Ihnen schwerfallen? Auf den folgenden Seiten finden Sie zusammengefasst die Regeln und Anhaltspunkte für einen gesunden und idealen Umgang mit Gefühlen. Übungen und Trainingsformen für deren Umsetzung sind danach und auch weiter hinten im Buch (bei den Erläuterungen zu typischen Gefühlserkrankungen, ab Seite 105) ausführlich beschrieben.

In einem ersten Schritt müssen Sie sich vor allem klar dafür entscheiden, dass Sie auch tatsächlich etwas ändern und verbessern wollen. Das Wie und Wann sind keine große Zauberei. Mit Verständnis und täglicher Wiederholung kann die Veränderung sogar spielend gelingen – Sie sind in der Lage, ein neues Gefühlsleben ohne allzu große Mühe in wenigen Wochen aufzubauen. Jeder Mensch kann das, denn die Natur hat uns Mittel und Wege zur Verfügung gestellt, die Welt zu verbessern. Zumindest unsere eigene.

Die 15 Heilkraft-der-Gefühle-Richtlinien

1. *Fühlen Sie positiv!*

Pflegen Sie täglich die besten Gefühle (Gefühlsbarometer auf +3) für Ihre Gesundheit: Freude, Güte, Gelassenheit, Nähe, Vertrauen, Glück und natürlich Liebe. Besonders Güte, Wohlwollen und Gelassenheit sind Wundermittel aus der körpereigenen Apotheke. Erschaffen Sie zusätzlich täglich glückliche Visionen Ihrer Zukunft. Der hoffnungsvolle Ausblick in Form von Tagträumen nährt und schürt unsere Lebenskraft.

2. *Fühlen Sie intensiv!*

Entdecken Sie die intensiven Gefühle Ihrer Kindheit wieder und legen Sie Schritt für Schritt Ihre Scham ab, diese voll und ganz auszuleben. *Große Gefühle, ausreichend erlebt, sind gesund und halten die Lebensenergie aufrecht.*

3. Sammeln Sie Hochgefühle!

Prägen Sie sich in Zukunft jede Situation gut ein, in der Sie deutlich positive Gefühle erleben. Merken Sie sich alle Sinneseindrücke. Wenn Sie dann Tage oder Wochen später einmal nicht so gut gelaunt sind, nützen Sie die Erinnerung an das schöne Erlebnis, um Ihr Gefühlsbarometer wieder steigen zu lassen.

4. Schlucken Sie kein Gefühlsgift!

Lassen Sie sich nicht von den negativen Gefühlen anderer anstecken. Sagen Sie innerlich „Stopp!" und wenden Sie sich ab, wenn Sie jemand – unaufgefordert oder ohne um Hilfe zu bitten – mit seinen Problemen überhäuft, Sie unterdrückt, zynisch oder gehässig wird, Ihnen Angst oder Schuldgefühl einjagt.

5. Sprechen Sie Ihre Gefühle ehrlich aus!

Reden Sie über Ihre negativen und positiven Gefühle mit Freunden, Ihrem Partner, aber auch mit Kollegen oder einem Therapeuten. Gefühle werden durch das Aussprechen wieder in Fluss gebracht. Das ist der biochemisch-emotionale Hintergrund von Beichten und Gesprächstherapien. Gefühle auszusprechen, das befreit und reinigt den Körper von Giftstoffen.

6. Bewegen Sie sich im Vier-L-Modus!

Bewegen Sie sich insgesamt im Vier-L-Modus: locker, leicht, lebendig, lächelnd. Ist der Körper durchwegs in diesem Zustand, der einer natürlichen muskulären Grundspannung entspricht, so fällt es ihm leicht, positive Gefühle zu tragen und an die Oberfläche zu lassen.

7. Agieren Sie Ihre Gefühle aus!

Ihre Gefühle sollten unmittelbar im Gesicht, in Ihrer Stimme, der Körperhaltung und auch der Gestik zum Ausdruck kommen. Dies widerspricht zwar dem gesellschaftlichen Dogma, keine Gefühle zu zeigen, entspricht aber dem biochemisch natürlichen Fluss der Gefühle. Mit diesem gesunden Verhalten werden wir geboren und unsere Gesellschaft sollte dahin zurückfinden. Gehen Sie voran, helfen Sie dabei.

8. Zittern und schwitzen Sie!

Akzeptieren Sie Ihr Zittern, wenn Sie einmal unsicher sind. Akzeptieren Sie auch Ihre feuchten Hände oder Schweißflecken unter den Achseln, wenn Sie Druck oder Furcht empfinden. Auch das Stocken des Redeflusses, Versprecher oder ein Frosch im Hals sind erlaubt. Diese emotionalen Regungen sind nur natürlich – jeder Mensch hat sie – und solange Sie sich nicht dafür schämen, sondern dazu stehen, wird das negative Gefühl auch nicht größer, sondern verschwindet oft wie von selbst.

9. Stehen Sie zu Ihren Gefühlen und Schwächen!

Menschlich sein heißt Schwächen haben. Natürlich kann man seine schwachen Seiten stärken und aktiv daran arbeiten, sie zu verbessern. Doch zu momentanen Schwächen nicht zu stehen, zwingt einen immer wieder zur Lüge – und lügen heißt, Gefühle zu unterdrücken. Man blockiert sich dadurch selbst und hemmt den natürlichen Emotionsfluss. Zu starken guten Gefühlen zu stehen, fällt stets leicht. Zu schwachen Gefühlen stehen zu können, bedeutet jedoch wahre Stärke.

10. Beherrschen Sie sich nur, solange es sein muss!

Vereinzelt gibt es Lebenssituationen, in denen es gesünder ist, negative Gefühle von Wut, Angst, Kränkung oder Schwäche nicht unmittelbar zu zeigen. Das ist der Fall, wenn die Konsequenzen noch schlimmere Gefühle zur Folge hätten. Für solche Fälle bleibt nur das Ausagieren an einem anderen, geschützten Ort, sobald es möglich ist, oder aber das endgültige Verlassen einer derartigen beruflichen oder privaten Situation.

11. Schreien Sie, wenn es sein muss!

Aggressionen sind zum Schutz da, wenn unser Leben wirklich bedroht ist. Der Schrei, als Ausdruck von Aggression, ist nur dann natürlich, wenn es um existenzielle Bedrohungen geht und kein anderer Weg mehr bleibt. Versuchen Sie zu ergründen, warum eine Situation Sie erzürnt, bevor Sie ihr aus dem Weg gehen. Oder verwandeln Sie so oft wie möglich Ihren Zorn in Verständnis und Mitgefühl.

Statt Aggressionen zu unterdrücken, ist es immer noch besser, einen Schrei zu wagen oder die Wut an einem neutralen Ort loszuwerden (wenn Sie das durch ein Ausdruckstraining gelernt haben) – sonst richtet sich die Aggression gegen den eigenen Körper.

12. Weinen Sie, solange es schmerzt!

Der Sinn jeder Trauerarbeit ist es, die angestauten negativen Gefühlsmoleküle auszuschwemmen und zugleich durch die Intensität der Emotion genügend Energie aufzubauen, um den Verlust, den man betrauert, auszugleichen. Wenn etwas seelisch schmerzt, sind Tränen die natürlichste Reaktion. Weinen ist gesund und biochemisch ein Akt der Befreiung von unnötigen Giftstoffen.

13. Geben und nehmen Sie Liebe!

Liebe gelingt, solange das emotionale Gleichgewicht von Geben und Nehmen eingehalten wird. Wer sich in seiner Liebe über die Maßen verausgabt und keine Liebe annehmen kann oder aber Liebe nur für sich beansprucht und nicht bereit ist, sie auch zu geben, leidet schnell an einem Ungleichgewicht im biochemischen Haushalt.

Vor allem aber: Pflegen Sie die Liebe zu sich selbst. Nehmen Sie nicht nur, indem Sie sich kritisieren, verausgaben und sich immer mehr abverlangen. Geben Sie Ihre ganze Liebe auch sich selbst, indem Sie sich annehmen, wie Sie sind. Loben Sie sich, verzeihen Sie sich. Und erlauben Sie sich, nach außen hin nachzulassen, um nach innen stärker zu werden. Kümmern Sie sich manchmal nur um sich selbst. Lieben Sie, was Sie sind und sein werden.

14. Pflegen Sie Nähe und Berührung!

Kommen Sie anderen Menschen – Ihrem Partner, Ihren Kindern und Freunden – körperlich nahe. Erlauben Sie sich so viele Berührungen und Streicheleinheiten wie möglich. Die gesunden Gefühlshormone überfluten unter Berührung geradezu die Blutbahnen und überbringen den Rezeptoren die besten Glücksbotschaften.

15. Lachen, tanzen, spielen und singen Sie so oft wie möglich!

Lachen, Tanzen, Spielen und Singen sind tatsächlich gesund. Endorphine und Serotonin werden ausgeschüttet und schützen die Rezeptoren so vor Stresshormonen oder Viren. In vielen Krankenhäusern wird das Lachen, mithilfe von Filmen oder Clowns, das Tanzen, Spielen und Singen in Kreativgruppen bereits zur Beschleunigung von Heilungsprozessen eingesetzt.

Lachen Sie mehrmals am Tag laut und herzhaft. Singen Sie fröhlich unter der Dusche, im Auto oder bei der Gartenarbeit. Spielen Sie alle möglichen Spiele und verzichten Sie besser auf Wettkämpfe voll Ehrgeiz und Stolz. Tanzen Sie, wo immer, wann immer – selbst wenn Sie die Straße entlanggehen.

Wie Sie in drei Wochen
Ihren Gefühlshaushalt neu aufbauen

Wie geht das?

Sie kennen vielleicht noch die Buch- und Fernsehserie aus Ihrer Kindheit: „Wie geht das?" Und fragen sich hier: Wie kann ich all diese Vorschläge, Strategien und Regeln auch tatsächlich in meinem Lebensalltag umsetzen? Die folgenden Kapitel werden Ihnen eine Antwort darauf geben.

Auch wenn wir die wesentlichen Anhaltspunkte und wissenschaftlichen Hintergründe für den richtigen Umgang mit Gefühlen bereits kennengelernt haben, so stehen uns doch allzu oft alte Gewohnheiten und innere Prägungen im Weg.

Emotionale und psychische Muster zu ändern fällt uns allen schwer. Vor allem, weil wir die meisten und für unsere Persönlichkeit grundlegendsten dieser Muster von frühester Kindheit an erlernt und über Jahrzehnte wiederholt und damit eingeübt haben.

Eine Veränderung ist zum einen tatsächlich eine Frage der Wiederholung und damit der Geduld. Zum anderen kommt es darauf an, die richtig kombinierten Prozesse und Techniken anzuwenden.

Schließlich geht es nicht nur darum, den Hormonhaushalt, die Moleküle der Gefühle, neu zu organisieren, sondern auch darum, die alten, fest etablierten Schaltungen in unserem Gehirn durch neue und gesündere zu ersetzen.

Löschen lassen sich etablierte Synapsenverbindungen nicht mehr. Das ist aber auch gar nicht nötig. Es reicht völlig aus, neue Verbindungen zu etablieren, die sinnvoller, lebenswerter und gesünder sind. Unser geniales Gehirn vermag, schneller als man vermuten möchte, auf etwas umzuschalten, das für sein Überleben und Wohlbefinden deutlich hilfreicher ist.

Zuallererst müssen Sie sich dafür entscheiden, Ihr Leben zu ändern. Üblicherweise passiert das nur unter großem Leidensdruck. Sie sollten aber nicht abwarten, bis ein solcher Leidensdruck Sie zwingt: Die Entscheidung, vielleicht schon heute ein neues Gefühlsleben zu beginnen, liegt in Ihrer Hand.

Zweitens sollten Sie sofort beginnen, den physiologisch natürlichen Vorgaben Ihres Körpers zu folgen – also vor allem der Hauptregel, ab heute Ihre Gefühle wahrhaftig auszusprechen und auszudrücken. Jeder Schritt in diese Richtung, sei er auch noch so klein, wird sich wie eine Befreiung anfühlen. Wir sind genetisch auf Authentizität programmiert. Etwas Wichtiges zu verschweigen, die Unwahrheit zu sagen, d. h. zu lügen, bekommt uns nicht. Unser Körper verlangt geradezu nach Aufrichtigkeit und dankt sie uns mit Erleichterung. Auch dazu finden Sie in Folge weitere Anhaltspunkte.

Drittens sollten Sie für die kommenden drei Wochen morgens und abends rund 30 Minuten freie Zeit an einem geschützten, ruhigen Ort einplanen. Diese Zeit, vielleicht auch etwas mehr, werden Sie täglich brauchen, um tief in Ihrem Inneren neue biochemische und neuronale Prozesse auszulösen und nachhaltig zu etablieren. Wenn Sie auch nach den drei Wochen weiterüben, wird sich Ihr Lebenserfolg selbstverständlich noch stabiler einstellen.

Die offene Lebensrechnung

Ein Gedankenspiel: Die durchschnittliche Lebenserwartung in Europa liegt derzeit

- für Frauen bei 81 Jahren,
- für Männer bei 75 Jahren.

Ziehen Sie Ihr jetziges Lebensalter davon ab und multiplizieren Sie das Ergebnis mit 365.

Sollten Sie nun denken „Noch so viele Tage?!", empfehle ich Ihnen vielleicht doch den Besuch bei einem Psychotherapeuten. Sollten Sie aber denken „Nur noch so wenige Tage?!", dann haben Sie vielleicht einen Grund mehr, jeden dieser Tage gehaltvoll, wahrhaftig und lebensfroh zu verbringen. Und dazu können Sie aktiv so viel beitragen. Es ist Ihre tägliche Entscheidung.

Widmen Sie sich täglich morgens und abends Ihrer Gefühlswelt mit den im Folgenden vorgeschlagenen Übungen. Bald schon werden Sie ganz von selbst Ihre kostbare Lebenszeit der Wahrhaftigkeit und Freude widmen wollen. Sind wir das dem Geschenk unseres Lebens nicht schuldig – letztlich doch auch völlig unabhängig davon, wie alt oder jung wir sind oder wie viel Lebenszeit uns noch bleibt?

Diese Rechnung ist vielleicht auch in Ihrem Leben offen.

Die innere Einheit

Eine nachhaltige Wirkung in der Gestaltung unserer inneren und äußeren Kräfte erlangen wir erst, wenn das GGK-Netzwerk einheitlich agiert. Das bedeutet: Erst wenn Geist (Bewusstes und Unterbewusstes), Gefühl und Körper aufeinander eingestellt sind, erreichen wir die erwünschten Ziele. Dann folgt unser Erfolg – sei es der Erfolg für die Gesundheit, den Beruf, die Partnerschaft, die Erziehung unserer Kinder, den Sport oder unsere Hobbys.

Vor allem im Bemühen, einen neuen Gefühlshaushalt aufzubauen, muss das ganze System mit- und zusammenspielen. Die Gefühle stehen nun einmal im Zentrum. Von ihnen geht alles aus. Zu ihnen kehrt alles zurück. Sie bestimmen unser Leben, das wir in Gesundheit und Freude verbringen wollen. Dafür muss unser System in sich kongruent, abgestimmt, einheitlich agieren. Nur das bündelt, sinnbildlich gesprochen, unsere Energien zu einer harmonisch fokussierten Botschaft, die bis zu den Zellen und ins Leben reicht und uns Türen in die erwünschte Richtung öffnet.

Wenn Sie beispielsweise eine ausgeglichene, freudvolle Lebensgrundstimmung erlangen wollen, kann Ihnen das nicht gelingen, solange

- Ihre Körperspannung überladen ist,
- Ihr Unterbewusstes von uneingestandenen Ängsten angetrieben wird,
- sich Ihr Geist zwar nach Ruhe sehnt, aber täglich um anstehende Aufgaben dreht,
- Sie im Laufe eines Tages abwechselnd Unsicherheit und Zweifel, dann Klarheit und Freude und kurz danach wieder Stress empfinden,
- Ihre tiefer wirkenden, alles beeinflussenden Gehirnströme sich im Zustand eines Daueralarms befinden.

Es ist, als würden Sie zugleich in fünf verschiedene Richtungen laufen wollen. Sie fühlen sich verständlicherweise zerrissen. Wir sind vielleicht unter solchen Bedingungen erfolgreich, aber zumeist handelt es sich um Teilerfolge oder um Erfolge, die wir erst nach langen Bemühungen verbuchen können. Und doch beschreiben die oben erwähnten Zustände unser Verhalten an einem durchschnittlichen, ganz normalen Lebenstag in unserer Leistungsgesellschaft.

Einkehr in den Gefühlsfrieden

Gefühle sind von Haus aus immer mit Aufregung, Aufruhr, Unruhe verbunden. Man spricht von der sogenannten emotionalen Ladung eines Gefühlszustandes. Sie beschreibt die jeweilige Intensität eines Gefühls, einer Stimmung, einer Emotion oder eines Affekts. Die genannten Begriffe unterscheiden sich vor allem darin, wie intensiv und wie lange sie empfunden werden.

- **Stimmungen** haben eine geringe emotionale Ladung, dauern dafür aber länger an.
- **Gefühle** sind schon merklich stärker geladen und im ganzen Körper spürbar. Sie führen allerdings nicht notgedrungen zu einem Ausdruck – obwohl wir genau das wieder erreichen wollen, weil es unsere Biochemie verlangt. Sie dauern im Allgemeinen kürzer an als Stimmungen und bauen sich auch verhältnismäßig schnell wieder ab.
- **Emotionen** drängen geradezu nach außen, haben eine sehr hohe Ladung und müssen demnach ausgedrückt und eingesetzt werden, da sie anderenfalls die Schwachstellen im Körper oder die ihnen zugeordneten Organe angreifen.
- **Affekte** haben eine so hohe emotionale Ladung, dass sie von selbst und wenn, dann bei nahezu jedem Menschen explosionsartig auftreten. Sie dauern sehr kurz an, müssen aber umso zwingender ausgedrückt werden.

Um es noch einmal zu sagen: Bei allen Formen des emotionalen Ausdrucks sollte man unbedingt darauf achten, in welchem Umfeld und auf welche Art und Weise die Gefühle gezeigt werden.

Listen Sie Ihre häufigsten Gefühle in einer Ruhephase auf und wägen Sie behutsam ab, wann oder wo Ihr emotionaler Ausdruck etwas erreichen kann oder bewirken will. Manchmal ist die Äußerung einer Vertrauensperson gegenüber ratsamer.

Die Natur der Gefühle ist Aufruhr, Unruhe, innere Bewegung. Darum wollen wir als Erstes versuchen, uns einer Art Gefühlsfrieden anzunähern. Im inneren Frieden haben negative oder allzu starke Gefühle und Emotionen kaum Bestand. Ihre emotionale Ladung geht gegen null. Auf dieser Basis, einer ruhigen und harmonischen geistigen Ebene, kann unser Vorhaben, einen neuen Gefühlshaushalt aufzubauen, am besten gelingen.

Die Neurowellen der Kontemplation

Alle inneren und äußeren Aktivitäten und Handlungen gehen, wie wir wissen, von den Vorgängen im Gehirn aus. Die erlernten und angeborenen Schaltungen der Neuronen bestimmen unser Wesen und unser Potenzial.

Die Funktionsweise der Neuronen, jener faszinierenden elektrischen Impulse, die unsere Gehirnströme ausmachen, hängt jedoch vor allem damit zusammen, in welchem geistigen Zustand wir uns befinden. Dieser wiederum ist unmittelbar mit den Gehirnströmen und deren Schwingungsfrequenz verbunden. Je nach Intensität der Schwingungen unserer Gehirnströme werden auch unterschiedliche neuronale Bereiche, sogenannte Neuronencluster, aktiviert, vernetzt, angesteuert oder umgangen.

Droht einem Menschen beispielsweise Gefahr, wird die Frequenz der Neurowellen sprunghaft erhöht, was die entsprechenden Gehirnareale aktiviert. Die Ausschüttung von Stresshormonen wird eingeleitet, die Drüsen folgen diesem Auftrag, Cortisol und Adrenalin gelangen ins Blut – die Emotion baut Handlungsenergie auf und der Mensch ist bereit für Verteidigung oder Rückzug. Was wir davon vor allem wahrnehmen, sind Gefühle wie Panik, Zorn, Aufruhr.

Erlebt ein Mensch hingegen ein freudiges Ereignis, das ihn zuversichtlich und gelassen stimmt, beruhigt sich die Frequenz der

Neuronenströme. Dies wiederum aktiviert ganz andere Gehirnareale als jene, die bei Stress zum Einsatz kommen. Die Ausschüttung von Freudehormonen wird eingeleitet, die Drüsen schütten Endorphine aus – der Mensch lächelt, ist erleichtert und lebensfroh. Er nimmt Freude in sich wahr, Hoffnung und Zuversicht.

Die tiefen, allem Denken zugrunde liegenden Neurowellen bestimmen somit auf direktem Weg unseren Gefühlshaushalt. Das können und wollen wir uns zunutze machen.

Hier ein kurzer Überblick der wichtigsten Gehirnwellenströme bei Erwachsenen:

Betawellen

In der Betawellenaktivität verbringen wir den Großteil unseres Alltags. Betawellen sind der Normalzustand. Während Sie Ihre Sinne mit diesem Buch beschäftigen und es im denkenden Gehirn, dem Neocortex, verarbeiten, zugleich aber auch Ihren Körper und Ihre Gefühle wahrnehmen, schwingen Ihre Gehirnströme in Betawellen.

Alphawellen

Der Alphazustand ist bereits viel ruhiger, die Wellen schwingen um vieles langsamer als im Betazustand. Er aktiviert sich bereits, wenn wir im Wachzustand die Augen schließen, wodurch ein Großteil der Außenwahrnehmung wegfällt und wir die Aufmerksamkeit nach innen richten. Wenn wir tendenziell weniger denken und analysieren, uns dafür aber einer gewissen Gelassenheit annähern, werden die Alphawellen aktiv. Im Alltagsleben wechseln wir häufig, oft sogar fließend, vom Beta- in den Alphazustand, nämlich immer dann, wenn wir für kurze oder längere Momente innehalten, uns sammeln, vielleicht ins Leere schauen oder entspannt einen kleinen Spaziergang in der Natur unternehmen.

Thetawellen

Thetawellen sind aktiv, wenn wir uns in einem traumähnlichen Dämmerzustand befinden. Das ist jeden Morgen kurz nach dem Aufwachen und jeden Abend kurz vor dem Einschlafen der Fall. Die Grenze zwischen dem Bewussten und dem Unbewussten ist dann weitestgehend aufgehoben. Der Zustand ähnelt einer leichten Trance, einer Art meditativer Hypnose, in der wir zu kreativen Lösungen gelangen oder vor allem auch eine bewusst getroffene Entscheidung in unser Unbewusstes einweben können. Autosuggestion oder eine emotionale Eigenprägung auf Glück und Lebensfreude können nachhaltig vor allem im Thetawellenzustand wirken und gelingen. Thetawellen sind die Neurowellen der Kontemplation, jenes Zustandes, den wir für den Aufbau eines neuen Gefühlshaushaltes brauchen können.

Deltawellen

Sie kennzeichnen ausschließlich Tiefschlafphasen, in denen die bewusste Wahrnehmung und jegliche Handlungsaktivität gleich null sind. Das GGK-Netzwerk erneuert sich.

Gammawellen

Gammawellen sind viel seltener dokumentiert. Sie treten bei wenigen Menschen und nur in ganz besonderen Lebenssituationen auf und schwingen im Vergleich zu den anderen Wellenformationen sehr dicht, doch mit geringen Amplituden. Sie sind ein Zeichen für höhere Geisteszustände, transzendente oder sogenannte Gipfelerfahrungen und gehen einher mit großen spirituellen oder intellektuellen Einsichten. Gammawellen sind gewissermaßen der Effekt einer tatsächlichen Bewusstseinsveränderung.

Im alltäglichen Wachzustand befinden wir uns in der Betawellenaktivität. Betawellen werden in drei weitere unterschiedliche Frequenzbereiche eingeteilt: Es gibt nieder-, mittel- und hochfrequente.

In einer vergnügten, relativ gelassenen Befindlichkeit schwingen unsere Gehirnströme im niederen Bereich. In einer analytischen, hochwachen und gedanklich aktiven Phase schwingen sie im mittleren und in einem anhaltend fokussierten, gereizten, aufgewühlten Zustand im hochfrequenten Betawellenbereich. Im letztgenannten Zustand verbringen wir üblicherweise unseren Lebensalltag, mit der – als normal empfundenen – gestressten, beruflichen und familiären Überbelastung. Sind diese hochfrequenten Betawellen aktiv, spulen wir alte Gewohnheiten und emotionale Muster ab. Wir können kaum bis gar nicht ausbrechen. Unser Verhalten kann sich nicht erneuern und wir erleben dementsprechend häufig den „Täglich-grüßt-das-Murmeltier"-Effekt: Ein Tag gleicht nahezu dem anderen.

Unser erstes Ziel beim Aufbau eines neuen Gefühlshaushaltes ist es demnach, einen guten und routinierten Zugriff auf unsere Gehirnwellenaktivität zu erlangen. Und dabei wollen wir vor allem die Einkehr in den Thetawellenzustand zu einer Selbstverständlichkeit machen.

Damit es uns schließlich auf mehreren Ebenen gelingen kann, die alten, kränkenden Emotionsmuster durch neue, heilende zu ersetzen, kreisen wir unsere Emotionen gewissermaßen von allen Seiten ein – bis nicht mehr sie uns führen, sondern umgekehrt wir sie.

Lehnen Sie sich vielleicht gleich jetzt kurz zurück, schließen Sie die Augen, atmen Sie tief durch und stellen Sie sich den nächsten freien Erholungstag vor. Malen Sie sich Momente an einem Ort und zu einer Stunde aus, in der Sie Ruhe, Geborgenheit und Freude empfinden werden.

Verweilen Sie ein paar Augenblicke in dieser Vorstellung. Entspannen Sie zusätzlich Ihre Schultermuskulatur. Atmen Sie tief und ruhig aus und ein. Nach wenigen Minuten werden Sie in Ihrem Kopf förmlich spüren, wie sich gesunde, ruhig schwingende Alphawellen anfühlen.

Noch einige, wenige Übungsschritte weiter – die folgenden Kapitel werden Sie anleiten – und Sie gelangen mühelos in den befreiten Thetazustand.

Die Ruhe-Atmung und ihr Laut

Ein tief gelöster innerer Zustand lässt sich für viele Menschen allein schon durch die richtige Atemtechnik erlangen. Da diese Technik allerdings nicht für jeden von vornherein zum Ziel führt, stellt sie nur einen von mehreren Wegen dar. Und natürlich handelt es sich dabei um einen stimulierenden Übungsatem, der nicht zum Sprechen oder für das Alltagsleben taugt.

Der Vier-Takt-Atem

Sitzen oder liegen Sie entspannt, mit gelockertem Schulter- und Nackenbereich, gelösten Gesichtszügen und offenen Handflächen, Kiefer und Lippen leicht geöffnet.

Versuchen Sie nun den sogenannten Vier-Takt-Atem: ein Takt einatmen – zwei Takte ausatmen – ein Takt bequeme Atempause.

Sie sollten dabei nicht in Atemnot geraten. Es hilft, wenn Sie pro Takt jeweils bis vier zählen, um in etwa den Rhythmus zu finden. In etwa deshalb, da Sie es nicht allzu genau nehmen sollten, sondern eben bequem und angepasst an Ihr Empfinden.

Das lange Ausatmen ist die wichtigste Phase. Dabei können Sie tiefer und tiefer in den Thetazustand gelangen. Die folgende Atempause soll vor allem dem inneren Frieden dienen, der sich darin besonders gut spüren lässt.

Zusätzlich können Sie sich eine Treppe vorstellen, die in Ihr Inneres führt. Tief hinein, dorthin, wo sich die Sammlung Ihrer Erlebnisse befindet, wo Ihre emotionalen Muster sind,

Ihr Vergangenes und Ihre Pläne, Vorstellungen und Entwürfe für die Zukunft. Mit jedem langen Ausatmen gelangen Sie ein Stockwerk tiefer, bis Sie angekommen sind in der Freiheit des inneren Friedens. Unterstützen können Sie den Prozess noch mit einem summenden Laut beim Ausatmen.

Sie haben von diesem beseelten Laut bestimmt schon gehört: Stellen Sie sich vor, Sie essen gerade Ihre Lieblingssüßspeise, empfinden und denken dabei „Ohh …, ist das gut, mhm …, ist das fein. Ohh. Mhm." Das ist das „Om" Ihres Wohlempfindens. Es ist der älteste überlieferte meditative Laut überhaupt, die heilige Silbe der Hindus und Buddhisten. Im Sanskrit bedeutet es „Ich bin". Bis heute wird es in zahlreichen Meditations- und Kontemplationstechniken eingesetzt.

Der Hintergrund: Die beiden Laute O und M lösen die stärksten Vibrationen in unserem Brustraum rund um Herz, Magen und Solarplexus aus – werden gewissermaßen zum körperinternen Massagekissen, das sich ausbreitet, um Organe und Drüsen schmiegt und sie weich bettet.

Vier-Takt-Atem und „Ohmh"-Laut geleiten Sie in die Tiefe, in den inneren Frieden und in jene leichte, gelöste Lebensfreude, die selbst zum Urklang Ihrer Tage werden kann.

Kontemplationstechniken aus Phantasie und Herz

Neben der Atemtechnik, oder am besten in Ergänzung dazu, stehen uns noch weitere Methoden zur Verfügung, um den inneren Frieden im Thetamodus herzustellen. Unsere Vorstellungskraft ist hier ein hilfreiches und mächtiges Instrument.

Wenn Sie keine Vorstellungskraft besäßen, wären Sie jetzt beispielsweise gerade nackt. Bevor Sie jeden Morgen zu einem Ihrer Kleidungsstücke greifen, haben Sie eine konkrete Vorstellung davon, was Sie anziehen wollen, um damit in den Tag zu gehen. Jeder einzelnen unserer Handlungen geht die Vorstellung voraus, wozu sie führen soll. Und unsere Vorstellungskraft, unsere Phantasie, steht zumeist im Dienst unserer inneren emotionalen Muster.

Wenn ich mich vor einem bevorstehenden Ereignis fürchte, erzeugt meine Phantasie ein Szenario in meinem Inneren – das kann bewusst oder unbewusst geschehen. Ich male mir zum Beispiel eine bedrohliche Situation aus. Dieser Vorstellung folgend, verhalte ich mich dann entsprechend vorsichtig, bereite mich vor, wappne und rüste mich oder weiche der Situation vielleicht sogar aus.

Zuerst entsteht immer die Vorstellung, die Phantasie, dann erst die Handlung. Um dem inneren Sturm der Gefühle vorzubeugen, benötigen wir demnach vor allem die Vorstellung davon, dass tiefe Ruhe und gelöster Frieden in uns einkehren.

Wir benötigen diesen kontemplativen Zustand der Gelassenheit aber nicht nur allgemein, um mehr Seelenfrieden zu erlangen, sondern auch um ganz konkrete, neue Gefühlsmuster zu aktivieren und für die Zukunft zu etablieren. Dazu kommen wir gleich in den folgenden Kapiteln.

Hier ein Beispiel für einen Ablauf, der Sie in den gewünschten kontemplativen Ruhezustand des Thetamodus versetzen kann:

Setzen Sie sich bequem und aufrecht hin.

Entspannen Sie Ihre Muskulatur, vor allem den Hals-Nacken-Schulter-Bereich.

Schaffen Sie einen großen Ohren-Schulter-Abstand – jedoch ohne Anstrengung, sondern allein, indem Sie Ihre Wirbelsäule ein wenig mehr aufrichten und die Schultern fallen lassen.

Gehen Sie in den Vier-Takt-Atem über und ergänzen Sie den Atem durch ein leises, in der Brust vibrierendes „Ohmh".

Geben Sie sich genug Zeit dafür und genießen Sie mit jedem Atemzug die Entspannung und Stille, die sich mehr und mehr in Ihnen ausbreiten.

Nun beginnen Sie damit, sich auszumalen, wie Sie gelassen und völlig befreit von jeglicher Last und Bedrohung dasitzen. Stellen Sie sich auch vor, wie Sie später am Tag oder Abend in eben dieser Gelassenheit anderen Menschen begegnen, wie Sie sprechen, sich bewegen, handeln. Geben Sie sich auch dafür ausreichend Zeit. Haben Sie Muße. Malen Sie sich die kommenden Stunden des Tages in völligem inneren Frieden aus.

Als nächstes beginnen Sie damit, die folgenden Gedanken und Sätze innerlich zu sagen – und zu fühlen: „Ich spüre meine Lippen. Ich spüre das ganze Volumen meiner Lippen, ihre Fülle, ihre Weichheit, ihre natürliche, gelassene Spannung. Ich spüre meine Lippen an mir. Ich werde mir bewusst, dass sich meine Lippen im Raum befinden. Ich spüre meine Lippen im Raum. Ich werde mir bewusst, dass der Raum, in dem sich meine Lippen befinden, Teil eines noch viel größeren Raumes, der Erde, des Kosmos, ist. Ich spüre meine Lippen in der Welt, im All, in der Unendlichkeit."

Nun gehen Sie zu Ihren Augen über: „Ich spüre meine Augen. Ich spüre das Volumen meiner Augen, das Gewicht meiner Augäpfel, die vielen Muskeln, die meine Augen umgeben und sie bewegen. Ich spüre meine Augen an mir. Ich werde mir bewusst, dass sich meine Augen im Raum befinden. Ich spüre meine Augen im Raum. Ich werde mir bewusst, dass der Raum, in dem sich meine Augen befinden, Teil eines noch viel größeren Raumes, der Erde, des Kosmos, ist. Ich spüre meine Augen in der Welt, im All, in der Unendlichkeit."

Fahren Sie nun fort, indem Sie alle Ihre Gliedmaßen in ähnlicher Art und Weise durchdenken, befühlen, begreifen. Streifen Sie so, ausgehend von Lippen und Augen, über Stirn, Wangen, Kinn, Kopf, Nacken, Schultern, Arme, Hände, Brust, Bauch, Rücken, Becken, Beine, Füße und wenden Sie sich abschließend Ihrem Inneren zu, der zentralen Achse entlang: Ihrem Anus, Ihrem Geschlecht, Darm, Magen, Solarplexus, Herz, Kehlkopf, Gehirn und schließlich dem Scheitel an der obersten Stelle Ihres Kopfes.

Diese Abfolge streift in der letzten Phase der Übung auch all jene Energiezentren, die in fernöstlichen Lehren Chakren genannt werden. Sie reihen sich um unsere wichtigsten Drüsen und stimulieren somit wiederum den Hormonhaushalt, also unsere Gefühle.

Abschließend können Sie sich noch einmal dem Herzen zuwenden. Das könnte dann so lauten: „Ich fühle mein Herz. Ich fühle das Volumen meines Herzens, seine Stärke, seine Schläge, seine Kraft und Ausdauer. Ich spüre mein Herz in mir. Ich werde mir bewusst, dass sich mein Herz in meinem Körper befindet, der sich im Raum befindet. Ich spüre mein Herz im Raum. Ich werde mir bewusst, dass der Raum, in dem sich mein Herz befindet, Teil eines noch viel größeren Raumes, der Erde, des Kosmos, ist. Ich spüre mein Herz in der Welt, im All, in der Unendlichkeit."

Diese meditative Übung und die darin enthaltenen Sätze sind Vorschläge. Finden Sie durchaus Ihre eigenen Worte, Ihren eigenen Ablauf. Haben Sie auch Vertrauen dazu, dass Ihr Unterbewusstsein Sie führt und Ihnen vielleicht andere Formulierungen zuspielt. Falls Sie andere Worte als die hier vorgeschlagenen verwenden, dann hat das schon seine Richtigkeit – auch falls Sie einmal das eine oder andere Körperglied oder Organ übergehen.

Anfangs kann es Ihnen durchaus ein wenig schwerfallen, Ruhe zu finden. Vielleicht betreten Sie Neuland und müssen sich erst orientieren.

Es kann auch sein, dass Sie diese oder ähnliche meditative Praktiken längst kennen oder sogar praktizieren. In diesem Fall nutzen Sie Ihre gewohnten Übungen natürlich weiterhin – in den kommenden Wochen ergänzt um die in den folgenden Kapiteln eingehender behandelten emotionalen Aspekte. Wichtig ist, dass Ihre Vorstellungskraft angeregt wird, Sie in einen tiefen, inneren Frieden geleitet und Ihnen zeigt, wie klar und frei Sie in Wahrheit sind.

Unser Ziel bleibt es, einen neuen Gefühlshaushalt aufzubauen. Der tief schwingende Thetamodus hilft uns dabei. Er stellt die Basis dar. Von dort gehen wir im Folgenden aus, dorthin können wir stets zurückkehren.

Es empfiehlt sich, während der ersten Woche der dreiwöchigen Übungsphase jeweils morgens und abends in die Kontemplation einzukehren. Schon allein diese Routine wird Ihre Gefühle neu orientieren. Sie werden sicher besser schlafen und Ihre Tage mit weniger Stress verbringen.

Die zweigleisige Arbeit an sich selbst

Wie bereits mehrfach erwähnt, haben wir, um den natürlichen Fluss der Gefühle wiederherzustellen, zwei parallele Aufgaben zu bewältigen:

- Erstens wollen wir erreichen, unseren wahren Gefühlen täglich so oft wie möglich Ausdruck zu verleihen – mit Worten, Stimme und Körperausdruck. Und dabei wollen wir auch lernen, zu unseren Gefühlen zu stehen, zu den guten und vor allem zu den fälschlicherweise sogenannten schlechten.
- Zweitens wollen wir unsere innere Biochemie – jene Moleküle der Gefühle, die auf Zellmembranen treffen – an Lebensfreude und Zufriedenheit gewöhnen.

Beides geht natürlich nicht zur selben Zeit.

Wir können beispielweise einem Vertrauensmenschen nicht gleichzeitig von unseren Ängsten oder der Wut im Bauch erzählen und währenddessen Freude und Glück empfinden. Wenn sich negative Gefühle zeigen, nehmen sie uns ein. Und das sollen sie auch. Denn nur dann können wir sie mit dem ganzen Instrument ausdrücken, durch Wort, Stimme, Mimik, Gestik, Körperhaltung.

Das eine und das andere, Wahrheit und Freude, brauchen ihre Tageszeit und ihre Phasen. Dennoch empfiehlt es sich, täglich beides zu üben. Am besten ist es, wenn Sie daran arbeiten, morgens nach der einleitenden Kontemplationsphase zu positiven Gefühlen zu gelangen (weitere Techniken dafür folgen auf den kommenden Seiten).

Später am Tag verpflichten Sie sich dann, so oft wie möglich die Wahrheit zu sagen und Ihren wahren Gefühlen Ausdruck zu verleihen. Vor dem Einschlafen beenden Sie Ihren Tag schließlich mit einer kontemplativen Freudephase.

Das klingt nach Arbeit und Aufwand – und zweifelsohne bedeutet es das auch: Es heißt, täglich an sich selbst zu arbeiten, und verlangt durchaus Konsequenz von Ihnen.

Doch bedenken Sie, wie viele Aufgaben und Probleme Sie täglich gewohnheitsmäßig bewältigen, für wie viele Dinge – Äußeres und oft Fremdes – Sie Ihre Kräfte einsetzen. Wie voll ist Ihr Terminplaner, um die Vorgaben anderer – Ihrer Kinder, Partner, Vorgesetzten, Ihres Berufes – zu erfüllen. Das alles erledigen Sie wahrscheinlich mit viel Hingabe, vielleicht aber auch widerwillig oder nur aus reinem Pflichtbewusstsein, aber: Sie erledigen es.

Wie viele Minuten des Tages sind Sie tatsächlich für sich da? Wann stehen Sie selbst auf Ihrem Terminplan? Ihr Wachstum, Ihr Glück, Ihr Fortschritt als Mensch, der ebenso fleißig wie glücklich sein darf?

Warten Sie nicht, bis Krankheit oder Leid Sie zwingen. Beginnen Sie jetzt und bleiben Sie so lange konsequent, bis Zufriedenheit,

Wohlbefinden und Freude ganz von selbst Ihren Alltag bestimmen. Setzen Sie sich auf Ihren Terminplan: Täglich zweimal dreißig Minuten.

Die vorurteilsfreie Eigenbeobachtung durch das größere Selbst

Eine weitere Übung für den neuen Gefühlshaushalt:

Beginnen Sie wieder mit einer Kontemplationsphase. Wenn Sie den Zustand großer Gelassenheit erreicht haben, werden Sie sich Ihrer selbst, wie Sie da im Raum sitzen oder liegen, ganz bewusst.

Bleiben Sie durchgehend entspannt und locker. Nehmen Sie sich wahr und beobachten Sie sich ohne jegliches Urteil oder Vorurteil, ohne Bewertung, ohne Absicht und Ziel.

Beobachten Sie sich einfach nur: wie Sie atmen, was Sie da gerade tun, wie Sie sitzen oder liegen, was Sie denken, was Sie gerade fühlen.

Sie können sogar an ein Ereignis des vergangenen Tages denken, ein Ereignis, das Sie vielleicht beunruhigt oder verärgert hat. Vielleicht spüren Sie einen kleinen Funken des dabei empfundenen Gefühls in sich aufsteigen. Beobachten Sie auch das – wie Sie sich gerade erinnern, woran Sie sich erinnern, wie Sie jetzt dasitzen und an gestern denken und etwas Gestriges fühlen.

Und während Sie das tun, fragen Sie sich: Wer oder was in mir beobachtet mich denn jetzt gerade?

Wenden Sie sich nun jenem Teil in Ihrem Inneren zu, der Sie beobachtet. Und stellen Sie fest, dass dieser Anteil Ihres Selbst tatsächlich gar nicht fühlt oder bewertet. Er ist einfach nur da. In großer, gütiger Gelassenheit. Dieser innere Beobachter, diese innere Beobachterin, ruht und wohnt in Ihrer Kontemplation.

Er oder sie ist weit, friedlich und frei. Das ist Ihr größeres Selbst. Es wohnt an der Grenze zwischen Bewusstsein und Unterbewusstsein. Es ist der Hüter Ihrer Persönlichkeit, es ist alles, was Sie sind, und es ist auch, was Sie veranlasst, dieses Buch zu lesen. Denn das freie, größere Selbst folgt nur einem einzigen Antrieb: Es will sich entwickeln. Und dadurch in die Freiheit gelangen und Sie von Ihrer Angst erlösen. Und es hat alle Zeit der Welt dafür. Es fordert nicht, es ist einfach da, im Hier und Jetzt, im Dasein und beobachtet.

Wenn Sie sich daran gewöhnen, mit Ihrem größeren Selbst in Kontakt zu treten, es vielleicht Stück für Stück zu werden, können Gelassenheit und Weite Ihre Lebensstunden tragen. Unruhe, Ängste, Zorn, Druck oder Eifer werden dann zu harmlosen Gefährten im täglichen Leistungsspiel.

Beides ist uns Menschen möglich: Wir können tief in unsere Gefühle versinken, verstrickt und hilflos ausgeliefert sein oder aber völlig frei von Emotionen und Zwängen in einem endlosen Augenblick der Zufriedenheit im Dasein existieren.

Verstehen Sie mich bitte nicht falsch. Ich möchte Ihnen hier nicht vorschlagen, Ihre kommenden Lebenstage ausschließlich der Kontemplation und dem größeren Selbst zu widmen und das Leben eines Einsiedlers am Berg zu führen. Dies ist weder ein fernöstliches Lehrbuch noch ein esoterischer Schnellkurs des Heils.

Ich möchte Ihnen nur einmal mehr aufzeigen, wozu Sie theoretisch in der Lage wären, wozu unsere menschlichen Instrumente – Gefühl, Geist, Körper – fähig sind. Und ich möchte, dass sich schließlich die eine große Frage stellt: „Wer spielt auf diesem Instrument?"

Das größere Selbst ist eine Art Hilfsmodell. Sie können es auch Überbewusstsein, Über-Ich, Erwachsenen-Ich oder Seele nennen. Wie auch immer, es ist uns Menschen gegeben. Darin unterscheiden wir uns von allen bislang entdeckten Lebensformen. Es ist die höchste Errungenschaft der Evolution. Nützen Sie es.

Wahrhaftig annehmen, was ist

Die eben erläuterte und auch alle folgenden inneren Strategien und Zugänge basieren jeweils auf dem Thetamodus. Er stellt vorläufig unsere Basis dar. Sie sollten erst später, wenn Sie mehr Übung haben, alle Gefühlstechniken auch tagsüber in anderen Frequenzbereichen der Neurowellen praktizieren.

Durch den Thetamodus schaffen wir vorerst eine Art Puffer zwischen den alten emotionalen Gewohnheiten und den neuen, gesünderen. Wir sorgen dafür, dass Letztere mehr und mehr wachsen. Bald schon dürfen wir in die lebensfrohen Gefühle am Ende jeder Thetaphase mit ganzem Herzen und Körper einkehren.

Ganz nebenher bauen wir dadurch auch ein wenig die Schaltkreise im Gehirn um. Wir schaffen gezielt Synapsenverbindungen zwischen Gefühlen, Emotionen, Gedanken und dem Neuronenfeld der Kontemplation.

Dabei ist besonders die folgende Übung von großer Bedeutung. Sie werden sich noch intensiver Ihren alten emotionalen Mustern zuwenden und sollten darauf achten, jedesmal innezuhalten, wenn ein negatives Gefühl hochkommt, und sofort wieder zur reinen Gelassenheit der Kontemplation zurückkehren.

So bauen Sie aktiv neue Schaltkreise auf. Sobald es Ihnen gelingt, eine alte negative Emotion in völliger Gelassenheit zu betrachten und anzunehmen, haben Sie das Wichtigste geschafft: Sie sind nicht mehr mit unerwünschten Emotionen verbunden. Sie sind Sie selbst und Ihre Emotionen sind ein Teil von Ihnen, aber nicht der Teil, der Sie ausmacht und bestimmt.

Kehren Sie erneut in den Zustand der Kontemplation ein. Achten Sie darauf, während der ganzen Übung den Thetamodus aufrechtzuerhalten oder immer wieder dorthin zurückzukehren, sollte ein Gefühl zu intensiv werden.

Sie sind entspannt und gelassen, atmen frei und Ihre Gehirnwellen schwingen tief.

Wir beginnen mit der Angst. Sie ist die mächtigste Emotion von allen. Sie erhält uns am Leben. Deshalb ist sie stets bereit, uns zu schützen. Sie zeigt sich mit vielen Gesichtern: Wenn wir uns blockiert oder sprachlos fühlen, im Boden versinken wollen, Schweißausbrüche, Taubheitsgefühle, Hals-, Brust-, Nacken- oder Schulterverspannungen verspüren, unsere Hände kalt sind, wenn wir zittern, eine innere Zerrissenheit empfinden, einen Frosch im Hals haben, unsere Stimme versagt und noch einiges mehr ...

Erinnern Sie sich an eines der letzten Ereignisse, die Sie in große Furcht, in Angst und Schrecken oder zumindest in Nervosität oder Unruhe versetzt haben. Malen Sie sich den Augenblick, in dem das Gefühl hochgekommen ist, so lange aus, bis Sie es wieder spüren, zumindest bis der Funken der Emotion da ist.

Und nun – und darauf kommt es an: Nehmen Sie das Gefühl an. Akzeptieren Sie es ganz und gar. Umarmen Sie es in Ihrem Inneren. Heißen Sie es als Geschenk des Lebens, als natürliche Begabung, wahrhaftig willkommen. Würdigen Sie es.

Sollte die Übung zu intensiv werden, sollten Sie spüren, dass der Thetamodus verloren geht, dann kehren Sie zurück zu Ihrem Vier-Takt-Atem, zur Basisübung Ihrer Lippen-, Augen-, Stirn-, Nacken-, Herz-Wahrnehmung im Raum, die Sie umgibt und über Sie hinaus ins Unendliche reicht. So lange, bis Sie wieder ruhig und gelassen sind.

Versuchen Sie es dann erneut. Erinnern Sie sich wieder und nehmen Sie Ihre Gefühle an, eines nach dem anderen.

Nach der Angst kommt die Trauer, danach der Zorn, dann der Schmerz, dann die Eifersucht, der Neid, der Stolz, die Gier usw., bis Sie alle sogenannten negativen Emotionen erinnert, angenommen und gewürdigt haben. Ja, sogar, bis Sie Dankbarkeit für jede einzelne Emotion empfinden. Bis Sie versöhnt und „vertöchtert" sind mit dem, was Sie ausmacht: Ihrem ganzen Herzen.

Im Zustand der Kontemplation vermag das größere Selbst all das zu bewerkstelligen. Oder anders gesagt: Wenn Sie tief in innerer Gelassenheit verhaftet bleiben, baut Ihr Gehirn neue Neuronencluster zwischen Ihren negativen Emotionen, deren Würdigung und der Kontemplation auf. So gestalten Sie selbst Ihren Umgang mit Ihren Gefühlen um.

Natürlich lassen sich dadurch nicht nur die sogenannten negativen Emotionen neu ausrichten. Sie können dieselbe Technik auch für positive Gefühle anwenden. Was vor allem dann ratsam ist, wenn es Ihnen zum Beispiel schwerfällt, Liebe zu zeigen oder zu äußern. Liebe auch tatsächlich in sich und in vollem Umfang annehmen zu können und zu zeigen, fällt machen Menschen ebenso schwer, wie zu ihrem Neid, ihrer Eifersucht, zu Angst oder Zorn zu stehen. Aber das alles sind wir. Das ist uns von Geburt an gegeben. Lange bevor wir sprechen, laufen, uns selbst ernähren oder gar arbeiten können.

Alle Gefühle sind würdig und wertvoll. Keines ist von Haus aus schlecht, kränkend oder ungesund. Nur unser Umgang damit ist es. Sobald wir ein Gefühl entwürdigen und blockieren, richtet es sich gegen uns. Denn die Moleküle, aus denen es besteht, werden nicht verbraucht. Tun wir das über längere Zeit, macht es uns krank. Anders kann es sich schließlich nicht mehr zeigen, um Hilfe schreien und tun, wozu es gemacht ist: uns schützen und verwirklichen.

Der Phantasie Glück und Gesundheit entlocken

Nachdem Sie einige Tage damit verbracht haben, Ihre wahren Gefühle auch wahrhaftig anzunehmen und sie da und dort vielleicht sogar schon behutsam zu äußern, können Sie einen Schritt weiter gehen.

Es ist tatsächlich wichtig, zuerst bestehende negative Gefühle anzunehmen, bevor man darangeht, neue, positive aufzubauen. Sonst „deckeln" wir die negativen, machen uns kurzfristig etwas vor, um etwas später – schockiert – einen schlimmen Befund zu erhalten.

Ich will nicht schwarzmalen. Ich will Sie aber warnen und anspornen. Ein neuer Umgang mit Gefühlen hält so viel Schönes und Großartiges für Sie bereit.

Der nächste Schritt:

Malen Sie sich wunderbare Versionen Ihrer Gegenwart und Zukunft aus - alles, was an Großartigem und Glücklichem für Sie bereitstehen könnte. Bei diesen Vorstellungen bleiben Sie so lange, bis Sie echte Glückgefühle spüren, so, als wäre das Gute und Schöne bereits geschehen.

Sie sind wieder in den Thetamodus übergegangen. Sie haben Ihren Atem, Ihr Herz und Ihre Gedanken beruhigt, Ihr Körper ist entspannt. Nun vollziehen Sie einen neuen, tatsächlich schöpferischen Akt: Sie beginnen damit, einen Lebensentwurf zu kreieren.

Dabei muss es sich nicht gleich um ein anderes, völlig neues Leben handeln. Es genügt, in dem Leben, das Sie führen, anders, neu, positiv zu fühlen. Die Veränderungen stellen sich dann ohnehin wie von selbst ein.

Natürlich können Sie aber auch viel weiter gehen: Was erträumen Sie sich insgeheim? Wonach sehnen Sie sich? Welches Ereignis würde sich wie eine Revolution, eine endgültige Befreiung anfühlen? Das alles können Sie sich ausmalen. Nützen Sie wieder die Kräfte Ihrer Phantasie, Ihres größeren Selbst – und diesmal auch Ihre Schöpferkraft.

Beginnen Sie mit den nächsten Stunden: Sehen und erleben Sie sich glücklich, gelassen, lebensfroh und gut gelaunt. Gehen Sie weiter zum kommenden Tag, zu den folgenden Wochen und Monaten. Welche neuen Beziehungen könnten sich anbahnen? Woher könnte unverhofft ein größerer Geldbetrag eintreffen? Spielen Sie Lotto? Wohin geht Ihre nächste Reise? Welche Wohnstätte erträumen Sie sich? Welche Welten gibt es zu erobern? Welcher Berufung zu folgen?

Es kommt nicht so sehr darauf an, dass Sie ausschließlich Szenarien entwickeln, die auch tatsächlich eintreten können. Ebenso wenig macht es Sinn, ausschließlich Luftschlösser zu bauen, denen Sie nicht glauben können. Etwas dazwischen wird es sein, etwas, das Ihr Herz höher schlagen lässt. Das ist es. Darum geht es.

Sie haben den Zustand der Kontemplation als Basis gewählt und sobald nun in Ihren halbwachen Tagträumen die schönsten Szenarien Ihres zukünftigen Lebens auftauchen, überlassen Sie sich ganz den freudvollen, erhebenden, glücklichen Gefühlen, die damit einhergehen. Träumen Sie mutig, reimen Sie sich eine neue Lebenswelt voller Freude und Lebenslust zusammen, phantasieren Sie sich in Glücksgefühle hinein.

Erlauben Sie sich alle schönen Gefühle und verweilen Sie in diesen Gefühlen, solange Sie können und Zeit dafür haben. Dies ist der kreative Ursprung Ihres künftigen Lebens, der Gefühlswelt wie auch des realen, materiellen Alltagslebens.

Erfolg in jeglicher Hinsicht ist die Folge der tiefen Dynamiken unserer emotionalen Prägungen. Solange die alte, tief verborgene Angst Sie führt, wird Ihr Lebensweg von Widersprüchen, Verstrickungen und Rückschlägen geprägt sein. Darf die Angst an die Oberfläche, wird sie angenommen und kann sich zeigen, dann verliert sich ihre

Wirkungskraft. Setzen Sie nun an die Stelle der Angst Ihre Freude und Ihr Glück. So erhält Ihr Leben eine andere, leichtere, gesündere Dynamik. Und vor allem eine, die Sie selbst erschaffen haben.

Darüber hinaus steht natürlich auch den Visionen über Gesundheit und ein langes Leben nichts im Weg, im Gegenteil, sie sollten ein fester Bestandteil Ihrer täglichen Vorstellungswelt werden. Mithilfe Ihrer Phantasie können sie tief in Ihren Körper vordringen und alle Zellen, Organe, Muskeln und Knochen mit Gesundheit und Langlebigkeit versorgen. Es wird sich unmittelbar wohltuend anfühlen und nebenbei gewiss auch direkt auf Ihre Gesundheit auswirken. Denn – wie bereits oft genug erwähnt – das GGK-Netzwerk ist ein zusammenhängendes System. Was Sie an Gutem zu phantasieren vermögen, wirkt heilsam auf Ihren Körper ein.

Kreativität – ein menschlicher Trieb

Jede Ihrer Phantasien einer möglichen Zukunft ist letztlich eine kreative, d. h. schöpferische Leistung. Sind wir kreativ, schließen wir einen weiteren Kreis der in uns natürlich angelegten, von Geburt an gegebenen Kräfte. Neben dem Selbsterhaltungs- und dem Fortpflanzungstrieb verfügt der Mensch nämlich über einen weiteren Trieb: den Kreativtrieb.

Viele Menschen sind zwar der Meinung, dass es sich dabei um eine spezielle Gabe handelt, die nur Einzelnen vorbehalten ist – aber das Gegenteil ist der Fall: Es handelt sich um einen Trieb, der jedem Menschen weltweit zu eigen und der sogar allein für unseren Fortschritt zuständig ist.

Jedes Kleinkind, dem man einen ungeordneten Haufen Holzklötze gibt, beginnt damit, die Anordnung der Steine zu verändern. Es spielt – probiert Formationen aus, schlichtet, stapelt, baut Reihen, Quader, Türme, Pyramiden und vieles mehr. Es ist im Spiel kreativ, schöpft neue Dinge, neue Formen und entwickelt einen erstaunlichen Einfallsreichtum.

Menschen sind zudem in den ersten Jahren ihres Lebens äußerst eigenwillig und zielstrebig. Kleinkinder von einem einmal gefassten Entschluss abzubringen, kostet Eltern manchmal viel Kraft und Nerven. Kinder wollen stets Neues entdecken, ausprobieren, ihre Grenzen erkunden und darüber hinausgehen. Sie sind ursächlich erfinderische Entdecker mit einem starken Schöpferdrang.

Wir alle waren einmal so: Wir hatten starke Gefühle, die sich augenblicklich gezeigt haben. Wir haben den Mund voll genommen und uns mit Händen und Füßen gebärdet. Wir waren kreativ und erfinderisch. Wir hatten so viel Lust und Neugier und so viel Kraft. Wir haben gelacht, gesungen, getanzt, geschrien und geheult, geforscht und entdeckt und alles ausprobiert. Daraus hat unser erstes, wahres Menschsein bestanden. Ein Stück davon wollen wir uns zurückerobern.

Einer der größten Fehler allgemein üblicher Erziehungsformen ist es, Kindern das Urmenschliche auszutreiben, anstatt sie zu lehren, es selbstbestimmt, ethisch, zum eigenen Wohl wie auch zum Wohl anderer einzusetzen. Darin liegt der Hauptgrund für so viele weit verbreitete Krankheitsbilder. Das Urmenschlich-Individuelle und Kreative ist erstickt, das Konforme beherrscht Denken, Fühlen und Ausdruck. Der Schöpferdrang – das höchste Gut des Menschseins – ist einigen wenigen überlassen, die dann vielerorts dafür bewundert werden, obwohl sie es gerade einmal geschafft haben, diese inneren Kräfte ins Erwachsenendasein hinüberzuretten.

Wagen Sie es: Beginnen Sie als gereifter erwachsener Mensch ganz von vorne. Nutzen Sie Ihre große und natürlich gegebene Schöpferkraft, um Ihr Leben, Ihren Gefühlshaushalt und damit Ihre Zukunft und Gesundheit nach eigenen Vorstellungen neu zu erschaffen. Die Gaben dafür liegen in Ihnen bereit. Sie warten auf Ihren Ruf. Sie nennen sich: Phantasie und Schöpferkraft.

Mit nur drei Wochen konsequenter kreativer Arbeit an sich selbst legen Sie den Grundstein. Danach wird zwar noch lange nicht alles anders und neu in Ihrem Leben sein, aber Sie werden sich auf dem Weg befinden, zu werden, wozu Sie geboren wurden: ein schöpferischer Mensch, der aus eigener Kraft an sich selbst und am Leben baut und an das Leben glaubt.

Der Glaube und das Vertrauen in die Fürsorge einer höheren Macht

Ob Sie an einen Gott oder an eine andere übergeordnete Macht, die Natur, das Leben, das Quantenfeld oder Ihr größeres Selbst glauben, ist letztlich einerlei bzw. ganz Ihren eigenen Vorstellungen überlassen. Der Glaube als solches jedoch, als außerordentliche menschliche Fähigkeit, ist von immenser Bedeutung für unser Leben und unseren Gefühlshaushalt. Er entscheidet alles.

Ob es darum geht, welches Gewand wir morgens auswählen, wie wir uns ernähren, wie wir mit anderen und uns selbst umgehen, welche Worte wir aussprechen oder welche Gefühle wir uns erlauben oder verbieten – alles entspringt einer tief in uns verankerten und mit den Jahren gewachsenen Glaubensvorstellung.

Wir glauben daran, dass letztlich alles seine Richtigkeit hat – was wir tun, wie wir handeln oder uns benehmen. Wäre dem nicht so, würden wir uns ja anders verhalten. Wir glauben selbst dann noch daran, wenn wir vielleicht längst deprimiert oder sogar krank sind. Wir glauben, was uns die lang geübten, neuronal verankerten Muster vorgeben. Doch wir sind in der Lage, auch diese Muster unseres Glaubens weiterzuentwickeln.

Und schließlich: Was nützt die beste Geistes- und Emotionstechnik, die wundervollste und stärkste Phantasievision, wenn wir nicht daran glauben können, dass uns eine Erneuerung unseres Lebens auch tatsächlich gelingen kann?

Glauben ist eine menschliche Technik, eine Art Geisteskraft, die mit mehr oder weniger starken Emotionen einhergeht. Tiefgläubige Menschen erleben Gefühle der Erhabenheit, Hingabe, Geborgenheit, Wärme, großen Liebe und des tiefen Glücks – Gefühle also, die jeden von uns zu tragen vermögen und uns Kraft und Stärke spenden können.

Üben Sie gleich oder nützen Sie die nächste abend- oder morgendliche Kontemplationsphase für einen weiteren Schritt: die Einkehr in den eigenen Glauben und seine tragenden Gefühle.

Setzen Sie sich aufrecht und entspannt hin und beruhigen Sie Ihren Atem. Entspannen Sie die Brust-Hals-Nacken-Schulter-Regionen. Vollziehen Sie eine Ihrer meditativen Kontemplationstechniken und lassen Sie Ihre Gehirnströme in den Thetamodus übergehen.

Sobald Sie dort angekommen sind, verweilen Sie ganz im Augenblick. Verweilen Sie. Atmen Sie. Seien Sie ganz da und bei sich.

Nun geben Sie sich Ihren Phantasien über eine höhere Macht, welche auch immer das ist, hin. Suchen Sie nicht nach diesen Phantasien, lassen Sie sie wie von selbst in Ihrem Inneren entstehen – sei es ein Gott, eine Göttin, ein Engel, eine Kraft, die uns alle umgibt und durchdringt, ein mächtiges elektromagnetisches Feld, das Universum, das Licht, ein alles erschaffendes Potenzial, etwas in Ihnen, das größer, höher, weiter und weiser ist als Sie selbst. Ihrer Phantasie sind keine Grenzen gesetzt. Alles ist möglich.

Lassen Sie es ganz und wie von selbst aus sich entstehen. Haben Sie auch genügend Geduld dabei und damit. Es kann sein, dass solche Glaubensvisionen wie von selbst oder erst nach einigen Anläufen Gestalt annehmen. Es kann schnell gehen oder eine Weile dauern.

*Vertrauen Sie einfach darauf, dass Ihr ganz spezieller, kraft-
voller und fürsorgender Glaube in Ihrem Inneren für Sie bereit-
liegt. Ihr Unterbewusstsein wird Sie dabei führen und Ihnen nur
Vorstellungen anbieten, die für Sie auch tatsächlich wirkungsvoll sein können. Es ist schließlich Ihr Unterbewusstsein.
Sobald dann Phantasien von einer höheren Macht entstehen,
verbinden Sie sich damit. Lassen Sie Wärme, Liebe, Freude,
Güte, Geborgenheit, Mitgefühl in sich einfließen. Geben Sie sich
dieser Erfahrung hin. Lassen Sie sich tragen und fallen. Verweilen Sie in den Gefühlen, solange Sie wollen und können.*

*Wenn Sie das Gefühl haben, dass es fürs Erste genügt, dann
atmen Sie ein paarmal tief ein und aus und öffnen Sie langsam
die Augen.*

*Wenden Sie Ihre Aufmerksamkeit mit allen Sinnen der Ge-
genwart zu: den realen Gegenständen im Zimmer, den Geräuschen und Gerüchen, dem Geschmack im Mund und den
Empfindungen auf der Haut. Kehren Sie zurück in die Realität,
strecken Sie sich und gehen Sie in den Tag oder in eine gute
Nacht.*

Ihre Gehirnströme werden bei dieser Übung früher oder später vom
Theta- in den Gammamodus wechseln. Spätestens, wenn starke
spirituelle Gefühle erwachen, sind die seltenen und beflügelnden
Gammawellen aktiv. Sie werden Ihnen Glücksgefühle besonderer
Qualität bescheren und vielleicht auch einen neuen Blick auf sich
selbst.

Die Empfindung von getragener Fürsorge, die von Glaubens-
phantasien über eine höhere Macht ausgeht, kann zum verlässlichen
Partner bei Ihrer Bemühung werden, Ihr Leben und Ihre Gefühle
neu und nach Ihren Vorstellungen zu gestalten.

Nehmen Sie die Hilfe, die Ihnen aus Ihrem Glauben entgegen-
kommt, ruhig an. Bitten Sie um zusätzliche Unterstützung, um
Weisung und Führung oder Kraft, Mut und Stärke.

All das wird Ihnen zufließen, einfach deshalb, weil unser Gehirn dazu in der Lage ist. Welche Entwicklungskraft unser über alle Maßen geniales Neuronensystem auch immer erschaffen hat – sie hat dafür gesorgt, dass unser Präfrontallappen hinter der Stirn ganz besondere Eigenschaften und Fähigkeiten besitzt.

Wir sind in der Lage, zu glauben, Visionen von Heiligen, Göttern und Mächten zu erzeugen und uns davon tragen zu lassen, uns aufgehoben, geführt und beschützt zu fühlen – jeder Mensch auf der ganzen Welt ist dazu in der Lage, in ganz unterschiedlichen Formen, mit ganz unterschiedlichen Traditionen.

Bis heute ist es keiner wissenschaftlichen Disziplin gelungen, auch nur annähernd zu erklären, warum das so ist und warum, bei so vielen unterschiedlichen Glaubensrichtungen in aller Welt, die erlebten starken Gefühle dieselben sind. Wir Menschen haben viele Götter und Religionen, wenn wir glauben aber dieselben Gefühle, dieselben Neurowellen.

Warum sollte man nicht auch diese Hilfe in Anspruch nehmen? Warum sollte man ohne wirksamen Glauben leben, wo er doch so viel Gutes für uns bereithält? Besonders dann, wenn man erkannt hat, dass es sich um einen Glauben handelt, der für einen selbst wirksam ist und der nicht unbedingt auch der Glaube eines anderen sein kann oder gar muss.

So gelangt man vielleicht auch zur Anschauung: Es ist mein Glaube. Und er hilft mir. Also darf auch jeder andere Mensch seinen Glauben finden und leben. Im Glauben können wir einander begegnen. Im Glauben können wir einander finden und uns einander mitteilen, selbst dann, wenn Religionen uns trennen.

Der eigenen Liebe wert –
ein neues Selbstbild erschaffen

Kaum ein Mensch in unserer mitteleuropäischen Leistungs- und Normengesellschaft ist mit sich selbst zufrieden. Wir alle tragen eine relativ konkrete und in Wahrheit zumeist sehr seltsame Vorstellung eines perfekten und leistungsfähigen Menschen in unserem Kopf herum. Wir leben mit einem Phantasiebild von Perfektion, dem wir mehr oder weniger hinterherjagen.

Und allzu oft klafft eine große Lücke zwischen dem, was wir sein und wie wir wirken wollen, und dem, was wir sind und wie wir tatsächlich wirken.

Oft sind wir wie gespalten, nicht eins mit uns. Wir empfinden uns darum in den seltensten Fällen tatsächlich als liebenswert – sind wir doch unsere eigene Liebe nicht wert.

Dieses Vorstellungsbild von Perfektion kommt aus verschiedenen Lebensphasen und setzt sich aus unterschiedlichen Komponenten zusammen: Ein Teil kann aus der Kindheit stammen, aus den Wunschvorstellungen unserer Eltern für ihr Kind, für uns, ein anderer Teil aus Filmen, Zeitschriften und von Schönheitsidealen, die wir im Laufe unseres Lebens gesehen und kennengelernt haben. Es kann aus Büchern stammen und aus beruflichen Leitbildern, Vorgaben von Vorgesetzten usw. zusammengesetzt sein.

Jedenfalls war es nicht von Anfang an in unserem Inneren. Wir sind nicht damit zur Welt gekommen. Es hat sich erst im Lauf der Zeit herausgebildet.

Was zeigt uns dieses Bild nun? Gewiss nichts Schlechtes – ich kenne keinen Menschen, dessen Idealvorstellung von sich selbst aus Behäbigkeit, Nachlässigkeit, Körperfülle und unsympathischem Verhalten besteht.

Was also ist verkehrt daran? Unser Umgang mit diesem Idealbild und die Art, wie wir es mental und emotional verwenden, tun uns nicht gut. Denn: Wir messen uns daran. Wir kritisieren uns anhand dieses Bildes. Wir rauben uns täglich das Selbstwertgefühl, weil wir nicht sind wie die ideale Vorstellung von uns selbst. Wir entziehen uns die Eigenliebe.

Das Idealbild von uns selbst kann in manchen Punkten eine hervorragende Vision bieten – uns zeigen, wohin wir uns entwickeln, was oder wie wir gern sein wollen und vielleicht irgendwann auch sein können. Doch wir dürfen nicht zulassen, uns damit im Hier und Jetzt, mit den uns derzeit gegebenen Mitteln, Kraft und Selbstwert zu rauben.

Alles, was aus jedem von uns bis heute geworden ist, ist gut und wertvoll und genau so, wie es werden konnte und musste. So und nicht anders. Hätten wir uns zu irgendeinem Zeitpunkt unseres Lebens für etwas anderes entscheiden können, hätten wir es getan. Alles, was wir sind, und wie wir aussehen darf sein und ist liebenswert, sprich der Liebe wert.

Denn so ist das Leben. Es hat Milliarden Gesichter und alle sind schön. Es hat Milliarden Verhaltensweisen und alle sind menschlich. Wir sind vielleicht noch nicht auf der Höhe der möglichen Entwicklung angekommen. Aber: Ist eine nicht ganz ausgewachsene Rose weniger schön, nur weil ihre Knospen noch keine Blüten sind?

Der springende Punkt ist: Alles, was Sie hier, heute und jetzt sind, ist wertvoll, liebenswert, schön und wunderbar. Und morgen schon könnten Sie vielleicht ein bisschen anders sein, ein wenig anders aussehen, ein wenig anders fühlen, anders denken, sich anders verhalten und äußern. Ihr morgiges Selbst wird morgen ebenso wertvoll, schön und liebenswert sein.

Wir müssen begreifen, dass alles, was ist, gut ist, dass alles, was jemals an und mit uns geworden ist, notwendig war und genau so werden musste und konnte – entweder, um tatsächliche Nöte abzuwenden, oder um einen Überlebensvorteil und damit Erfolg zu erzielen. Und das alles, was einmal werden kann, dann ebenso gut sein wird.

Schaffen wir das nicht, leben wir permanent in Diskrepanz mit uns selbst. Wir behandeln uns weiterhin wie strafende, verurteilende Eltern oder Lehrer. Wir geben uns täglich schlechte Noten und stellen uns zur Strafe ins Eck.

In der kommenden Kontemplationsphase sollten Sie sich mit den folgenden Fragen beschäftigen: Wie sieht mein Idealbild von mir selbst eigentlich genau aus? Woher kommt es? Fallen mir vielleicht Sätze und Vorgaben aus Elternhaus und Schulzeit ein oder Filme und Schauspieler, die meine Wunschvorstellungen geprägt haben? Woraus bestehen diese Vorstellungen genau? Welche Anteile meines Idealbildes kann ich als sinnvolle und ideale Visionen für meine täglichen Emotionsübungen nutzen? Welche sind eigentlich nur unnütz und behindern mich auf dem Weg zu mir selbst?

Sobald Sie diese innere Idealvorstellung geklärt haben und ihre Komponenten kennen, sollten Sie mit der nächsten Übung, einer der wichtigsten Emotionsübungen überhaupt, beginnen: *der Übung zur Selbstliebe* – und der Liebe zu all dem, was aus Ihnen bereits Wundervolles geworden ist.

Beruhigen Sie wieder Ihren Atem. Entspannen Sie die Brust-Hals-Nacken-Schulter-Regionen. Vollziehen Sie eine Ihrer meditativen Kontemplationstechniken und gehen Sie in den Thetamodus der Gehirnströme über.

Sobald Sie in diesem Zustand angekommen sind, verweilen Sie ganz im Augenblick und stellen sich eine weitere Frage: Wie wäre es, wenn ich alles an mir – meinen Körper, meine Wesenszüge und Charaktereigenschaften, meine Gedanken und Äußerungen –, einfach alles an mir, lieben würde?

Beginnen Sie nun damit, sich das auszumalen. Fangen Sie mit jenen Körperteilen an, die Sie tatsächlich mögen, und stellen

*Sie sich vor, Sie würden sie richtiggehend toll finden, sie lieben.
Dann gehen Sie zu den Gliedmaßen oder Körperregionen über,
die Sie weniger oder noch nicht an sich mögen – und malen
sich auch hier aus, Sie würden sie toll und schön finden, wirklich lieben.*

*So verfahren Sie nun Schritt für Schritt mit Ihrem gesamten
Wesen, Ihrem Äußeren wie auch Ihrem Inneren. Geben Sie sich
der Vorstellung, Sie würden alles an und in sich lieben, so lange hin, bis es sich anfühlt, als wäre es bereits tatsächlich so.
Verweilen Sie so lange wie möglich in dieser Vorstellung und
dem ganz nebenbei entstandenen neuen Selbstbild.*

*Sie sind es wert, von sich geliebt zu werden (klingt das nicht
seltsam und ungewöhnlich – aber ist es nicht noch viel seltsamer, dass es ungewöhnlich klingt?).*

*Sagen Sie es sich selbst: Ich bin es wert, von mir geliebt zu
werden. Ich bin der Mensch, den ich am besten kenne. Ich verzeihe mir alle meine Fehler. Ich bin dabei, zu lernen. Ich werde
einmal ein noch besserer Mensch sein. Der Mensch, der ich
heute bin, ist jedoch ebenso liebenswert und wertvoll. Ich liebe
mich, so wie ich heute bin.*

Tragen Sie die neu gewonnene Einstellung sich selbst gegenüber die
kommenden Stunden mit sich herum. Behalten Sie sie bei. Wiederholen Sie die Übung zur Selbstliebe auch in den kommenden Tagen
jeweils so lange, bis es sich anfühlt, als würden Sie sich bereits ganz
und gar und vorbehaltlos lieben.

Die neu geschaffenen Neuronencluster werden stückweise die
Führung Ihres Selbstbildes übernehmen und bald schon werden
Sie die Übungseinheit nicht mehr brauchen. Sie werden die Welt
wie neugeboren betrachten und ihr mit neuer Offenheit begegnen.

Mentalformeln positiven Fühlens

Ich habe Ihnen hier noch eine Liste möglicher suggestiver Mentalformeln zusammengestellt, mit denen Sie alle schöpferischen Phantasieübungen begleiten können. Es sind autosuggestive Sätze, die in der ersten Person und ausschließlich positiv formuliert sind. Diese Gesetzmäßigkeiten hat Émile Coué, ein berühmter französischer Autor und Apotheker, postuliert. Er gilt als der Entdecker und Begründer der modernen selbstbewussten Autosuggestion.

- Ich fühle mich wach, hell und klar.
- Ich gehe in Liebe mit mir um.
- Ich genieße jeden Augenblick meines Lebens.
- Ich würdige jeden Augenblick meines Lebens mit Freude und Dankbarkeit.
- Mein Herz ist leicht, weit und offen.
- Ich bin glücklich und froh.
- Ich bin ganz da.
- Ich fühle mich von Tag zu Tag besser und besser.
- Liebe, Harmonie, Freude und Selbstwert bestimmen mein Wesen.
- Ich glaube an mich.
- Ich bin frei und stehe in meiner Kraft.
- Ich liebe mich selbst, so wie ich bin.

Sie können diesen Sätzen noch viele eigene, besser auf Sie zutreffende hinzufügen. Erlauben Sie sich dabei auch, kreativ zu sein. Nützen Sie Ihre Thetaphasen, um aus den Tiefen Ihres Unterbewusstseins heilende Sätze auftauchen zu lassen. Sie spüren die Gültigkeit eines Satzes oder Wortes an der unmittelbaren Resonanz in Ihrem Inneren. Die richtigen Worte fühlen sich einfach kraftvoller an als andere – nämlich so, als könnten sie Sie inspirieren und leiten. Auch damit sind beliebig viele Wiederholungen möglich.

Für jede der bislang genannten Übungen gilt übrigens:

- Je regelmäßiger und konsequenter Sie sie durchführen, desto wirksamer ist sie.

- Üben Sie zumindest über drei Wochen hinweg morgens und abends, denn das ist, wie eingangs erläutert, jene Zeitspanne, die unser molekular-emotionales System mindestens braucht, um die Oberflächen der Zellmembranen umzubauen und damit unseren Gefühlshaushalt.

Dem wahren Selbst Stimme, Sprache und Körper verleihen

Neben den Kontemplationsübungen, die vor allem auf das neuronale und emotionale System einwirken, gibt es auch *eine Reihe von Übungen, die Sie im Alltag mit Ihrem Körper durchführen können und sollten.*

Nehmen Sie sich für die kommenden Tage vor, jeden inneren Zustand außen sichtbar werden zu lassen.

Wir erinnern uns, dass wir beides zugleich entwickeln wollen: Wahrhaftigkeit im Ausdruck all unserer Gefühle und die schrittweise Gewöhnung an Freude und Glück.

Welches Gefühl Sie auch immer in einem Augenblick gerade empfinden, passen Sie Ihre Stimme entsprechend und stimmig an.

Jeder Mensch verfügt über viele Tonlagen. Sie können Ihre Stimme in Höhe und Tiefe variieren, mehr oder weniger gehaucht oder fest sprechen, lauter oder leiser, in sich hinein oder aus sich heraus.

Viele Menschen sprechen durchgehend in einer ähnlichen, oft monotonen Stimmlage – wie ihre Gefühle halten sie auch ihre

Stimme bedeckt. Doch wir wissen bereits, dass das weder gesund noch freudvoll ist.

Ähnliches können und sollen Sie auch mit Ihrer Sprache ausprobieren. Manche Gefühle lassen sich besser mit starken Konsonanten und kurzen Vokalen ausdrücken, andere wiederum nur mit schwachen Konsonanten und langen, weichen Vokalen. Auch ob Sie mehr oder weniger Mundart sprechen, kann zum einen Gefühl besser und zum anderen schlechter passen.

Erlauben Sie sich schließlich auch, Ihr gesamtes Körperverhalten neu kennenzulernen.

Bewegen Sie sich lebendig, angepasst an Ihren jeweiligen inneren Zustand. Verändern Sie Ihr Verhalten mit jeder neuen Stimmung, mit jedem nächsten Gefühl, Erwecken Sie Ihre Mimik wieder zum Leben und – noch wichtiger – Ihre Gestik. Sprechen Sie mit Händen und Füßen, öffnen Sie Ihre Handflächen zu ausladenden oder kleinen Gesten, je nach dem, was Ihre Stimmung, Ihr Gefühl, gerade verlangt. Werden Sie zu einem lebendigen Puls des Lebens, zu einer Keimzelle an Vitalität und Authentizität.

Und sollte ein Mitmensch Sie für verrückt erklären, dann bleiben Sie der Wahrhaftigkeit ebenso treu. Erlauben Sie sich, wenn Sie gekränkt werden, den authentischen Ausdruck dieses Gefühls und sagen Sie ehrlich, was Sache ist. Erklären Sie, woran Sie arbeiten und worum Sie sich bemühen.

Experimentieren Sie mit sich selbst. Nutzen Sie den lebenslang intakten Spieltrieb und erproben Sie alle Variationen des reichhaltigen Ausdrucksrepertoires Ihres wahren Selbst. Gehen Sie mutig voran. Es handelt sich um Ihr neues, nächstes Leben, das Sie betreten – ein gesünderes, glücklicheres, längeres Leben.

Negative Bindungen, Berufe und Orte aufgeben

Sich selbst und seine Verhaltensweisen zu ändern, fällt aus vielen Gründen schwer. Es ist nicht nur die jahrelange Gewohnheit, die es mit so viel Konsequenz zu überwinden gilt. Und es sind auch nicht allein die neuronalen und biochemischen Programmierungen unserer Synapsen, Drüsen, Hormone und Zellen. Auch das Lebensumfeld spielt eine entscheidende Rolle. Wir haben uns schließlich ebenso an unsere Lebensräume, Berufe und Beziehungen gewöhnt. Da herrschen Vertrauen und damit Sicherheit. Selbst dann, wenn ein Umfeld schon längst konfliktgeladen ist, wiegt die empfundene Scheinsicherheit vieles auf. Leiden oder sich grämen fällt oft leichter, als etwas zu verändern. Auch dahinter steckt die altbekannte, seit der Kindheit bestehende Angst, seine Existenz zu verlieren und ausgestoßen zu werden.

Doch Sie müssen sich diesem Risiko vorerst gar nicht aussetzen. Jede Veränderung darf und soll Zeit haben. Es kann schon sein, dass der eine oder andere Bekannte Sie schief ansieht, wenn Sie häufiger über Ihre wahren Gefühle reden oder plötzlich auf offener Straße ein kleines Freudentänzchen hinlegen.

Eine solche Irritation wird sich vielleicht auch bei den wenigen wirklich wichtigen Menschen in Ihrem Leben zeigen. Aber keine Sorge: Jene Menschen, die für unser Leben tatsächlich von Bedeutung sind, können wir nicht verlieren. Im Gegenteil, sie werden Fragen stellen – und Sie können Ihren nächsten Menschen dann von Ihrem neuen Wissen erzählen, Ihre Liebsten vielleicht sogar anstecken und dazu bringen, einige heilsame Schritte gemeinsam mit Ihnen weiterzugehen.

Früher oder später werden Sie ganz von selbst das Bedürfnis entwickeln, manches in Ihrem Leben hinter sich zu lassen.
Ein wahrhaftiger und lebendiger Gefühlshaushalt wird Sie gewiss auch etwas impulsiver und leidenschaftlicher machen. Oder

Sie werden viel deutlicher und früher spüren, ob ein Mensch, eine berufliche Tätigkeit oder ein Lebensraum zu Ihnen passt, Ihnen entspricht und Ihr Wachstum fördert oder hemmt. Sollten alte Bindungen, die Ihr wahres Selbst nicht akzeptieren, weiterhin bestehen, dann waren Sie noch nicht konsequent genug. Dann bleibt Ihnen früher oder später nichts anderes übrig, als Ihre Angst zu überwinden, oder, besser gesagt, mit Ihrer Angst als Verbündetem trotzdem in ein neues Leben aufzubrechen. Das Leben ist eine Reise mit einem einzigen Zielhafen. Wobei in diesem Fall tatsächlich und ausschließlich der Weg das Ziel ist. Warum auf halber Strecke dieses einzigartigen Weges Halt machen? Warum einen Traum verwerfen, bevor man ihn gewagt und ausgekostet hat?

Wenn Sie weiterhin Ihrer Angst auf den Grund gehen, sie Schritt für Schritt annehmen, würdigen, benennen und äußern, werden Sie eine ganz neue Stärke erfahren: wahre Stärke, die darauf beruht, Ängste und Schwächen selbst tragen zu können. Das wird Sie befreien von alten schweren Lasten und wie von selbst in neue Lebensformen geleiten.

- Geben Sie Beziehungen auf, die Ihr Herz nicht nähren und erfreuen.
- Geben Sie Ihren Beruf auf, wenn er Sie krank macht.
- Suchen Sie sich ein neues Haus, eine andere Wohnung, um Ihrer inneren Erneuerung auch im Außen eine Entsprechung zu geben.
- Brechen Sie erneut auf. Wieder und wieder. Täglich ein kleines Stück.
- Kreieren Sie einen starken Traum, eine klare Lebensvision und dann lassen Sie sich davon führen und gestalten Ihr Leben neu.

Der Vertrauensmensch – ein emotionaler Anker

Auf allen Reisen unseres Herzens brauchen wir einen Heimathafen. Einen Ort, an dem wir unbedingt und ausnahmslos wahrhaftig sein können – einen Menschen, dem wir vorbehaltlos alles zeigen und sagen dürfen, was tief in uns steckt. Wir brauchen zumindest einen solchen Menschen und regelmäßig Zeit mit ihm. Denn nur dort können wir üben, der zu sein, der wir wirklich sind.

Sie können auf Ihren nächsten vertrauten Menschen, Ihre nächste Freundin oder Ihren nächsten Freund, zugehen und eine neue Vereinbarung mit ihm treffen. Sie können erzählen, was Sie beschäftigt, woran Sie bei sich selbst arbeiten, und sagen, was Sie sich von ihm wünschen und was Sie Ihrerseits anbieten können.

Vereinbaren Sie Schweigepflicht. Geben Sie einander den Schwur, sich zu schützen. Seien Sie füreinander da, wann immer es Ihnen beiden möglich ist.

Und wenn Sie einen solchen Menschen nicht haben, dann geben Sie ein bisschen Geld aus: Investieren Sie in sich, suchen und finden Sie den zu Ihnen passenden Psychotherapeuten, Lebensberater oder Lebenscoach. Gute Therapeuten und Coaches sind vor allem anderen dazu bereit und dafür da: Sie schenken einem vorbehaltlos das Vertrauen, sind verschwiegen und würdigen jede wahre Äußerung. Und das bringt wahren Fortschritt. Was innen ist, darf nach außen dringen. So wird der heilsame Prozess, der natürliche Fluss der Gefühle, geübt und vertraut. Es gibt keinen anderen Weg. Denn nur Wahrhaftigkeit, die in die Tiefe reicht, stärkt die Wurzeln, die uns zu tragen vermögen.

Rufen Sie einen solchen Vertrauensmenschen in Ihr Leben. Etablieren Sie einen emotionalen Anker. Auch das liegt in Ihrer Hand und ist Teil der phantasievollen Neuschöpfung Ihres Gefühlshaushaltes.

Leben im Glück – eine tägliche Übung

In den nächsten drei Wochen sollten Sie, wie schon mehrmals erwähnt, morgens und abends zumindest eine halbe Stunde Lebenszeit für sich erübrigen.

Wenn die kommenden Wochen noch zu ausgefüllt mit anderen Projekten sind, dann nehmen Sie Ihren Terminplaner zur Hand und finden Sie den nächstmöglichen Zeitraum, um zu starten.

Es ist ratsam, die drei Wochen für *die Übung „Leben im Glück"* in drei Phasen zu unterteilen:

Woche 1:

Üben Sie den Zustand der Kontemplation. In der ersten Woche genügt es, den Einstieg in die Thetawellen zu finden, sich insgesamt zu entspannen und zweimal täglich den neuen inneren und äußeren Zustand tiefer Gelassenheit zu etablieren.

Parallel dazu beginnen Sie tagsüber damit, Ihre wahren Gefühle zu äußern. Behutsam und umsichtig vorerst, vielleicht nur Ihren Vertrauensmenschen gegenüber, damit Sie keine hemmenden Überraschungen erleben.

Woche 2:

In der zweiten Woche fahren Sie, nachdem Sie in den Gefühlsfrieden eingetaucht sind, damit fort, die neuen Lebensvisionen von Freude, Glück und Liebe in Ihrem Inneren zu kreieren. Am Ende jeder Übungsphase sollten Sie die positiven Gefühle auch tatsächlich spüren können und dann möglichst viele Stunden des Tages darin verweilen.

Parallel dazu fahren Sie weiterhin damit fort, Ihre Wahrheiten zu benennen und auszudrücken. Gehen Sie vielleicht einige Schritte weiter. Riskieren Sie ein wahres Wort, wo es Ihnen vielleicht bislang schwergefallen ist, und beobachten Sie die Reaktionen Ihrer Umwelt. Sollten Sie einmal zu weit gehen,

*können Sie ja auch eine Entschuldigung aussprechen und zur
Sicherheit vielleicht wieder einen Schritt zurücktreten oder
langsamer vorangehen.*

Woche 3:
*Weiterhin beginnen und enden Ihre Tage mit den Kontemplati-
onsphasen im Thetamodus. Und ebenso fahren Sie damit fort,
immer stärkere, überzeugendere Visionen Ihres idealen Selbst
und Lebens zu entwickeln, wodurch Sie mehr und mehr in positive Gefühle und Glücksmomente hineingeraten.*

*Auch die tägliche Übung wahrhaftiger Gefühlsäußerungen
dürfen Sie nicht vernachlässigen, im Gegenteil: Schreiten Sie
voran, wagen Sie mehr in ungewohnten Situationen und nehmen Sie auch die Gespräche mit Ihrem Vertrauensmenschen
auf.*

*Setzen Sie die wirkungsvollsten Suggestionsformeln ein und
nehmen Sie sich ausreichend Zeit für ein neues, ideales Selbstbild und Ihre Eigenliebe. Sie sind Ihre eigene Liebe wert.*

Die Zeit danach: Wenn die drei Wochen schließlich um sind und
Sie konsequent waren, werden Sie bereits einen neuen Gefühlshaushalt etabliert haben. Doch noch ist diese Gefühlswelt nicht nachhaltig gefestigt (sollten Sie die neuen Techniken sofort wieder aufgeben, kann nach drei weiteren Wochen in den alten Fahrwassern
gleich wieder alles verloren gegangen sein).

Demnach ist es wichtig, den kontemplativen Gefühlsübungen
wenigstens einige Minuten zu widmen – am besten jeden Morgen.
Und das für immer, sodass sich ein natürliches Ritual der Gefühls-
hygiene etabliert (Sie gehen ja schließlich auch nicht ohne Morgen-
toilette aus dem Haus, die im Übrigen ähnlich wenig Zeit kostet).

Während dieser Minuten des Tages sollten Sie weiterhin mehr
oder weniger tief in den Thetamodus eintauchen und eine Ihrer
schönsten Visionen und damit positive Gefühle wachrufen. Diese
Minuten sollten auch dazu dienen, sich an die wesentlichen Grund-

regeln zu erinnern, denen Sie dann tagsüber folgen können – möge Ihre höhere Macht Sie geleiten:

Täglich wahre Gefühle,
täglich ehrliche Worte,
täglich ausreichend Freude.

Ich liebe, was ich bin.
Ich liebe, was ich sein werde.

TEIL 2
Gefühlswege aus
der Krankheit

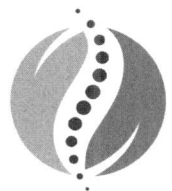

Die zehn häufigsten gefühlsbedingten Erkrankungen und entsprechende Heilungsansätze

Der zweite Teil dieses Buches beschäftigt sich vor allem mit den Gefühlsaspekten von Krankheiten. Zahlreiche Werke und Studien renommierter Forscher und Mediziner wurden als Quellen herangezogen. Ich möchte mich ausdrücklich für das Wirken und die Entdeckungen dieser Menschen bedanken.

Die beschriebenen Krankheitsbilder stellen jene Gefühlskrankheiten dar, die in den industrialisierten Ländern am häufigsten zutage treten. Sollten Sie nach den Hintergründen anderer Krankheiten suchen, finden Sie im Anhang eine Liste mit 20 weiteren Beschwerden sowie eine Reihe von Tipps zu weiterführender Literatur.

Die hier angeführten Erläuterungen und Vorschläge erheben keinen Anspruch auf Vollständigkeit. Sie sollen vielmehr als Anregung dienen, eine Erkrankung aus einer anderen Perspektive zu betrachten und durch die Beschäftigung mit ihrer Gefühlsseite deren Heilung zu beschleunigen.

Manche Techniken der jeweiligen Heilungsansätze sind auch bei anderen Symptomen anzuwenden oder unterstützen ganz allgemein das Wohlbefinden. Bitte stören Sie sich nicht daran, dass manche Inhalte zuweilen wiederholt werden.

Sollten Sie derzeit an keinerlei Krankheitssymptomen leiden, dann lesen Sie bitte zur Vorbeugung weiter – oder vielleicht um Ihren Gefühlshaushalt nachhaltig zu durchleuchten oder um die Bestätigung zu erhalten, dass Ihr Umgang mit Ihren Gefühlen bereits ausgereift und gesund ist.

Da unser Geist-Gefühl-Körper-Netzwerk ein zusammenhängendes System darstellt und Herzensfragen sowie Heilungsansätze auch allgemeine Ratschläge und Übungen beinhalten, empfiehlt es sich, alle Kapitel zu lesen.

Bitte beachten Sie zudem: Erkrankungen aller Art sollten medizinisch abgeklärt und bei Bedarf auch medikamentös behandelt werden. Sie sollten jedoch schon bei frühen Symptomen auch den Umgang mit Ihren Gefühlen überprüfen und die vorgeschlagenen Techniken einsetzen.

Helfen Sie Ihren Gefühlen auf die Sprünge und Ihre Gefühle werden Ihnen helfen.

1 • Herz-Kreislauf-Erkrankungen

Das Herz steht physiologisch im Mittelpunkt der emotionalen Aktivität. Jede noch so kleine Gefühlsregung verändert unmittelbar die Herzfrequenz und auch den Blutdruck. Allein die Erinnerung an gefühlsintensive Situationen oder die Vorstellung zukünftiger Gefühlsereignisse hat eine verstärkte Herzaktivität zur Folge.

Viele Redewendungen unterstreichen im übertragenen Sinn die Bedeutung des Herzens für unser Gefühlsleben: Das Herz hüpft vor Freude; das Herz rutscht vor Schreck in die Hose; das Herz zerspringt oder schlägt bis zum Hals; es liegt einem etwas auf dem Herzen; kaltherzig oder weichherzig sein; sein Herz verschenken; sein Herz verlieren; ein versteinertes Herz haben; engherzig sein; herzhaft lachen u. v. a.

Das Herz ist das erste Organ, das von einem fehlgeleiteten Gefühlshaushalt betroffen ist. Dies kann sich in einer der zahlreichen Krankheitsformen des Herz-Kreislauf-Systems widerspiegeln.

Zwei Erkrankungssymptome sind besonders häufig: Herzrhythmusstörungen und Bluthochdruck. Beide stellen deutliche Hinweise darauf dar, dass ein Umfühlen dringend angebracht ist.

Herzrhythmusstörungen

⚜ Informationen

Herzrhythmusstörungen sind Störungen der Herzschlagfolge. Dazu gehören das Herzjagen bzw. Herzrasen und das Herzstolpern.

Das Herz schlägt gewissermaßen einen anderen Takt an als den üblichen, gesunden. Jedes starke Gefühl beeinflusst den Herzrhythmus.

In Momenten des Zorns beispielsweise ist der Herzrhythmus besonders schnell. Dementsprechend intensiv und energisch sollte auch der Körperausdruck erfolgen. Unterbleibt dies über einen längeren Zeitraum, gerät das Herz irgendwann aus dem Takt.

❦ Symptome

Herzjagen oder Herzrasen (Tachykardie) ist eine plötzlich einsetzende und wieder verschwindende Herzaktivität mit einer Herzfrequenz von mehr als 140 Schlägen in der Minute. Dabei entsteht ein überängstliches Erregungs- und Spannungsgefühl. Herzstolpern (Extrasystolen) ist eine plötzlich auftretende Verzögerung des Herzschlages, die durch besonders kräftig einsetzende Herzschläge nach der Verzögerung wahrgenommen wird. Herzstolpern wird meist von der Angst begleitet, das Herz würde zu schlagen aufhören oder stehen bleiben.

❦ Persönlichkeitsbild und Gefühlshaushalt

Als Zentrum der Gefühlswelt reagiert das Herz entsprechend intensiv auf die großen Primäremotionen: Angst, Liebe, Freude, Trauer und Aggression. Wer seine Liebe nicht leben oder zeigen darf, seiner Angst keinen Ausdruck zu geben vermag oder seinen Zorn verbirgt, leidet häufig an Herzrhythmusstörungen.

Für den Betroffenen steht die Kontrolle seiner Gefühle an erster Stelle. Manchmal findet sich in der Kindheit die Bestrafung durch Liebesentzug, besonders als Folge von Zornesausbrüchen oder Eigensinn. Man erlebt seine Gefühle als Schwäche und neigt dazu, die ursächliche Furcht vor Liebesentzug zu rationalisieren – man hat stets eine Begründung für sein Verhalten: Wer schreit, ist schwach. Wer Schwäche zeigt, ist kein Vorbild. Stark ist, wer seine Gefühle beherrscht.

Besonders in Situationen, die dringend einen emotionalen Ausdruck verlangen, reagiert das Herz mit Störungen, wenn dieser Gefühlsausdruck unterbleibt.

Sehr intensiv treten die Symptome dann auf, wenn das Zurückhalten des Gefühls kaum noch möglich ist und sich die Anspannung somit bis zum Unerträglichen steigert.

Alle Unregelmäßigkeiten im Herzschlag bedürfen unbedingt einer ärztlichen Abklärung.

☯ Herzensfragen

Besorgen Sie sich bitte ein Schreibheft oder -büchlein. Es empfiehlt sich, in der kommenden Zeit der Beschäftigung mit Ihrem Gefühlshaushalt laufend Fortschritte oder neue Erfahrungen zu notieren. In dieses Heft können Sie dann auch die Antworten auf die in den folgenden Kapiteln gestellten Herzensfragen eintragen. Nehmen Sie nun bitte einen Schreibstift und Ihr Heft oder ein Blatt zur Hand.

Da es sich um die zentralen Symptome des Herzens handelt, sind die Fragen zu Beginn des Fragenkatalogs eher allgemein gehalten.

Zu Ihrem Gefühlsleben:
- Wie stehe ich zu meinen Gefühlen?
- Wie gehe ich mit meinen Gefühlen um?
- Welche Gefühle erlaube und welche verbiete ich mir?
- Hindert mich etwas daran, meinem Herzen zu folgen?
- Wenn ja, was?

Zu Ihrer Lebenssituation:
- Folge ich meinem Herzensanliegen?
- Erfülle ich mir meine emotionalen Bedürfnisse?
- Zeige ich anderen mein Herz bzw. rede ich mit anderen über meine wahren Gefühle?

♦ Heilungsansätze

Werfen Sie die alte, krank machende Vorstellung über Bord, dass nur aggressive Gefühle oder Gefühlskälte Stärke bedeuten. Gerade Ihr Herz braucht den Gleichklang zwischen seinem Schlagen und Ihren Handlungen. Es braucht als Ausgleich zu den vielen Leistungsphasen Phasen der Ruhe, des Rückzugs, der Schwäche, es durchleidet zuweilen Furcht und verlangt von Ihnen den adäquaten Ausdruck.

Wahrhaft starke Persönlichkeiten zeichnen sich durch drei Qualitäten aus:

1. Sie sind persönlich – das bedeutet, sie sind authentisch und zeigen alle Gefühle, die schönen und die hässlichen.
2. Sie sind jederzeit bereit, eine Schwäche oder einen Fehler einzugestehen.
3. Sie haben gelernt, ihre Schwächen zu tragen – und darin liegt ihre wahre Stärke.

Hinter dem Wunsch nach Kontrolle und Stabilität verbirgt sich immer Angst. Diese will ernst genommen und geachtet werden. Sie will angenommen werden. Je verzweifelter man sich bemüht, Stärke oder Macht vorzutäuschen, desto verzweifelter wird die Angst um Hilfe schreien. Der Schrei der Angst hört sich dann an wie das Rasen oder Stolpern des Herzens.

Lernen Sie, Ihre ursächlichen Gefühle wieder wahrzunehmen!

Erinnern Sie sich an Ihre Kindheit und daran, wie Ihre Eltern auf Ihre manchmal heftigen negativen Gefühle reagiert haben. Diese Reaktionen haben bei Ihnen vielleicht zu einem Vermeidungs- oder Schutzverhalten geführt. Daraus ist eine neuronale Prägung entstanden. Alte Synapsenverbindungen geben Ihnen diese Muster vor. Es sind vor allem Muster der Kindheit. Jetzt aber sind Sie längst erwachsen. Werfen Sie Ihren Blick darüber hinaus und kreieren Sie neue Verbindungen mit neuen Gefühlsmustern.

Beantworten Sie auch die folgenden Fragen:
- Was sind meine wahren, heutigen Gefühle?
- Was erwarte ich, wenn ich meine Gefühle zeige?
- Entsteht tatsächlich eine Bedrohung für mich, wenn ich mein wahres Gesicht zeige?
- Wie oft fürchte ich mich in Wahrheit?
- Wen oder was fürchte ich zu verlieren?

Üben Sie täglich, Ihre Gefühle mit dem ganzen Körper auszudrücken!

Natürlich sollten Sie damit vorsichtig beginnen. Sie müssen ja schließlich erst Erfahrungen sammeln. Platzen Sie nicht gleich mit allem heraus, was Sie bislang verborgen haben.

Suchen Sie regelmäßig einen stillen und möglichst ungestörten Ort auf, um dort laut zu üben. Ja, sprechen Sie die Wahrheit tatsächlich laut aus. Sie müssen Ihren Körper, Ihr Denken und Ihre Stimme erst an neue Formulierungen gewöhnen. Versuchen Sie durchaus auch einmal zu schreien oder zu weinen. Wenn der nächste Kinofilm Sie rührt, dann erlauben Sie sich ein paar Tränen. Gestehen Sie einer vertrauten Freundin, einem Freund, einem Eingeweihten Ihre Schwächen und Ängste. Suchen Sie sich gezielt gute, ehrliche Gesprächspartner oder wenden Sie sich vertrauensvoll an einen Psychotherapeuten oder Coach.

Wir sind nicht allein mit unseren Ängsten. Wir alle leiden darunter. Und es kann zumindest in Ihrem Umfeld der Beginn einer neuen

Lebenskultur sein, sich gegenseitig in der Wahrheit der Gefühle zu stärken anstatt mit vorgetäuschten Gefühlen einander letztlich zu schwächen.

Übertragen Sie Ihre ehrlichen Gefühle in den Alltag!

Wagen Sie einmal einen Konflikt. Setzen Sie sich beherzt für Ihre Anliegen ein. Sie und Ihre Meinung sind es wert, gehört zu werden. Erzählen Sie anderen von Ihren Ängsten. Gestehen Sie sich die Wahrheit zu. Gönnen Sie sich das Erlebnis, nicht allein zu sein mit Ihren Gefühlen. Erweisen Sie sich und Ihren Gefühlen die Ehre, wichtig zu sein, und gewinnen Sie so Ihr Selbstvertrauen zurück.

Laufen und tanzen Sie im Vier-L-Modus – mit Gebrüll!

Für Menschen mit Ausdruckshemmungen und daraus resultierenden mäßigen Herzbeschwerden empfiehlt sich eine regelmäßige, entspannende, aber dennoch anregende Form des körperlichen Ausdrucks mit kurzen, sieben Sekunden andauernden Spitzen, die durch Lautgebung unterstützt werden können.

Tanzen oder laufen Sie täglich wenigstens 20 Minuten in Ihrer Wohnung oder auch im Freien im Vier-L-Modus, ohne große Strecken zurückzulegen, fast am Stand. Trippeln und tänzeln Sie ganz leicht mit lockeren Schultern und lassen Sie alle Bewegungen zu, die Ihr Körper gerade vollführen will. Natürlich können Sie dazu eine Lieblingsmusik einschalten, mit einem tollen, inspirierenden Sound oder Text. Das stimuliert Ihre Stimmung zusätzlich.

Achten Sie dabei auf Ihre Atmung: Atmen Sie tief und ganz der Intensität Ihrer Bewegungen angepasst. Dadurch synchronisieren Sie Inneres und Äußeres.

Nach ein paar Minuten des Aufwärmens legen Sie eine sieben Sekunden dauernde Intensivphase ein, bei der Sie sich kurz austoben und währenddessen laut stöhnen, fluchen oder schreien. Sie können sich auch einen konkreten Zorn oder eine Angst vorstellen und dieses Gefühl herausschreien.

Danach kehren Sie wieder zum Vier-L-Tänzeln zurück. Nach einigen Minuten wiederholen Sie die Intensivphase. Wechseln Sie weiter zwischen den unterschiedlichen Phasen ab, solange Sie Lust und Freude empfinden.

Kombinierte Körper-Stimm-Aktivitäten eignen sich besonders dazu, Gefühlsblockaden abzubauen. Sie schaffen neue Gewöhnungseffekte im Ausdruck der Gefühlswelt. Sie setzen den natürlichen biochemischen Fluss der Emotionen in Gang und erhöhen zusätzlich den Hormonspiegel positiver Gefühle im Blut. Sie können uns bei regelmäßiger Wiederholung eine neue Lebensfreude eröffnen.

Allerdings ist bei der Intensität, der Dosis der Belastung, Vorsicht geboten. Eine aktuelle Studie besagt nämlich, dass hohe emotionale Ladungen und zu intensiver Sport das Risiko eines Herzinfarkts signifikant erhöhen. Ängste oder Zorn lassen sich zwar gut durch Sport abbauen, aber nur, wenn die sportliche Betätigung mäßig und leicht bleibt.

Forscher haben 12.500 Menschen nach einem Herzinfarkt dazu befragt, was sie unmittelbar vor dem Infarkt erlebt oder unternommen hatten. Dabei zeigte sich, dass anstrengendes Training bzw. emotionaler Stress das Risiko erhöhen – treten beide Faktoren gemeinsam auf, addiert sich das Risiko. Intensiver Stress und anstrengender Sport lassen Herzschlag und Blutdruck steigen. Das kann dazu führen, dass in bereits vorhandenen Engstellen der Gefäße Blutgerinnsel entstehen, die dann zum Infarkt führen.

Seien Sie vorsichtig und bleiben Sie im Vier-L-Modus: locker, leicht, lebendig, lächelnd. Auch während der sieben Sekunden dauernden Belastungsphasen.

Bluthochdruck

❧ Informationen

Unter Blutdruck versteht man den in den Arterien herrschenden Druck des Blutes. Er ist abhängig von der Leistungskapazität des Herzens, vom Schlagvolumen, von der Elastizität der Gefäße und ihrem Widerstand.

Der deutsche Diplompsychologe Thorwald Dethlefsen hat den Blutdruck als Ausdruck der Dynamik des Menschen gesehen – als Wechselspiel zwischen dem Verhalten des flüssigen Blutes und dem Verhalten der grenzsetzenden Gefäßwände.

Aus dem Schlag des Herzens ergeben sich zwei Blutdruckwerte:
- der systolische Wert – beim Anspannen des Herzmuskels
- der diastolische Wert – beim Entspannen des Herzmuskels

Von hohem Blutdruck, der sogenannten Hypertonie, spricht man, wenn die Werte von 140 (systolisch) und 90 (diastolisch), d. h. 140 zu 90, überschritten werden. Als Norm- und damit gesunder Blutdruck gelten die Werte von 120 zu 80.

Ergibt die ärztliche Untersuchung weder eine renale (nierenbedingte), noch eine endokrine (hormonell bedingte), kardiovaskuläre (Herz-Kreislauf-bedingte) oder neurogene (Hirnfunktion-bedingte) Ursache, bezeichnet man den Bluthochdruck als essentielle Hypertonie. 80 Prozent aller Hypertonien haben keine organische Ursache und sind somit als essentiell zu klassifizieren.

Die Hypertonie ist eine der häufigsten Krankheiten in den industrialisierten Ländern. Auch die Vererbung kann bei der Hypertonie eine große Rolle spielen. Jeder Bluthochdruck muss medizinisch behandelt werden.

🌿 Symptome

Eine Blutdruckerhöhung kann über Jahre bestehen, ohne erkannt zu werden, und wird häufig zufällig, zum Beispiel anlässlich einer Gesundenuntersuchung, festgestellt. Anfangs sind die Beschwerden uncharakteristisch: Schwindel, Benommenheit, eine verringerte geistige oder körperliche Leistungsfähigkeit.

Den chronisch erhöhten Blutdruck bezeichnet man als Hochdruckkrankheit. Sie schädigt die Gefäße von Herz, Gehirn und Nieren. Treten Herzbeschwerden, Atemnot bei Belastungen oder hartnäckige, chronische oder akute, heftige Kopfschmerzen auf, weist dies unter Umständen bereits auf Gefäßschädigungen hin.

🌿 Persönlichkeitsbild und Gefühlshaushalt

In Zuständen der gespannten Erwartung oder in Notfallsituationen, also in Phasen von Angst, Wut und Ärger, aber auch während einer Verliebtheit oder sexuellen Aktivität steigt der Blutdruck an. Die erhöhte Adrenalinausschüttung führt zu Pulsbeschleunigung und verstärkter Gefäß- und Herzkontraktion.

Auch verborgene Ängste, die unter der Schwelle bewusster Wahrnehmung, d. h. im Unterbewusstsein, oft über Jahrzehnte bestehen, können langfristig zu Auslösern eines zu hohen Blutdrucks werden.

In zahlreichen experimentellen Studien ließ sich beweisen, dass lang währende emotionale Belastungen, ohne die Möglichkeit sie auszuagieren und abzubauen, zu einer dauernden Blutdruckerhöhung führen – zu einem Dauerdruck.

Bei einem ständigen Leistungsanspruch, der Erwartung einer Bedrohung oder in Phasen hoher emotionaler Aktivität ist der Blutdruck erhöht. Wenn diese inneren Zustände nicht in motorische Aktivität übersetzt oder entladen werden, entsteht andauernder negativer Stress, der Bluthochdruck begünstigt. Hypertonie beginnt häufig dann, wenn ein Mensch in einer chronischen Erwartungsspannung lebt.

Auslösende Situationen sind Zeiten vermehrter und lang anhaltender Angst oder Zeitnot, Stress, wachsame Anspannung. So kann auch eine Phase intensiver Verliebtheit, die aus Angst vor Zurückweisung nicht geäußert wird, ausschlaggebend sein. Ebenso kann es sich um Situationen handeln, die eine deutliche kämpferische Äußerung nahelegen, zu der es aber aufgrund von Hemmungen oder Skrupeln nicht kommen darf.

Der Betroffene hält sich ständig in Konflikt- oder Erfüllungsnähe auf, ohne eine Lösung herbeizuführen. Er fürchtet, die Zuneigung der anderen zu verlieren, und kontrolliert daher sein wahres Verlangen bzw. seine Äußerungen – etwa hinsichtlich einer möglichen Feindseligkeit. Durch diese Einstellung gerät er in einen inneren und äußeren Konflikt. Wahre Bedürfnisse und adäquate Handlungen werden zurückgestellt und dem Bemühen untergeordnet, durch übermäßige Leistung oder außerordentliches Verhalten von anderen Zuwendung zu erfahren. Was nicht wahrhaftig geäußert und gezeigt werden darf, sucht sich andere Wege, um sich zu zeigen.

Der bekannte Schweizer Psychiater und Begründer der analytischen Psychologie C. G. Jung war überzeugt davon, dass uns, was uns nicht bewusst wird, als Schicksal widerfährt.

🌀 Herzensfragen

Nehmen Sie bitte wieder einen Schreibstift und Ihr Arbeitsheft zur Hand und beantworten Sie die folgenden Fragen:

- In welchem Alter sind Ihre Befürchtungen und existenziellen Sorgen zum ersten Mal aufgetreten?
- Hatten Ihre Eltern ähnliche Sorgen?
- Was befürchten Sie seit Jahren?
- Wonach sehnen Sie sich seit langem?
- Wovor hegen Sie aktuell Ängste?
- Wen oder was könnten Sie wirklich verlieren?
- Entspricht das der Realität Ihres erwachsenen, gegenwärtigen Selbst?
- Ist Ihre Existenz tatsächlich bedroht?

Stellen Sie Ihre jetzigen Ängste den Ängsten Ihrer Kindheit gegenüber: Muss das heute noch so sein, wie es damals war?

🔥 Heilungsansätze

Erlösen Sie Ihr Herz!

Gewöhnen Sie Ihre Herzmuskeln durch tägliche Wiederholung daran, sich zu entspannen. Nützen Sie dafür die weiter vorne beschriebenen Kontemplationstechniken und den Vier-Takt-Atem.

Suchen Sie einen ruhigen und vertrauten Ort auf. Legen Sie sich entspannt hin.

Achten Sie darauf, dass Ihre Wirbelsäule gerade liegt, ohne Muskelanstrengung. Lenken Sie Ihre Aufmerksamkeit zuerst auf die Atmung. Atmen Sie lange aus. Machen Sie nach dem Ausatmen eine kurze, bequeme Pause. Atmen Sie dann erst wieder ruhig und tief ein. Wiederholen Sie diesen Vorgang gut siebenmal.

Nun lenken Sie Ihre Aufmerksamkeit auf Ihr Herz. Denken und fühlen Sie sanft in Ihr Herz hinein. Mit jedem Einatmen führen Sie Ihre Aufmerksamkeit zum Herzen und mit dem langen Ausatmen entlassen Sie alle unnötigen Spannungen aus Ihrem Herzen.
Behalten Sie den ruhigen Atem mit den kurzen, bequemen Pausen nach dem Ausatmen bei.
Setzen Sie ein Lächeln auf und sagen Sie innerlich während jeder Pause: Mein Herz ist frei. Mein Herz ist leicht. Mein Herz ist voll Freude.

Wiederholen Sie den letzten Ablauf gut 15-mal. Über eine Woche hinweg sollten Sie die konkrete Entspannung drei- bis viermal pro Tag üben. Danach mindestens einmal täglich.

Fühlen Sie sich geborgen!

Entspannen Sie sich vor der folgenden Gefühlsübung wieder mithilfe der Kontemplationstechniken.

Sobald sich Ihr Herz beruhigt hat, malen Sie sich aus, wie ein geliebter, wunderbarer Mensch Sie innig umarmt. Stellen Sie sich vor, dass diese Umarmung bis zu Ihrem Herzen vordringt. Wenn Sie bereits Kontakt zu einer höheren Macht bzw. zu Ihrem Glauben gefunden haben (siehe Seite 87), können Sie anstelle des geliebten Menschen auch Ihr Gottesbild setzen.
Fühlen Sie sich tief und ganz geborgen in dieser Umarmung.
Spüren Sie die Umarmung auch körperlich: den Druck auf der Haut, einen zarten Duft, die Wärme. Lassen Sie sich ganz in diese Umarmung fallen.

Da Ihr inneres Netzwerk diesen Zustand kennt, wird es – durch Ihre Phantasie angeregt – entsprechende Botenstoffe aussenden.

Zugleich üben Sie, die ersehnte, wohltuende Nähe aus und zu sich selbst aufzubauen, ohne die unmittelbare Zuwendung eines anderen Menschen real erfahren zu müssen.

Fühlen Sie die Lösung Ihrer Probleme und gehen Sie dann beherzt ans Werk!

Was Sie in Ihrer Lebenssituation brauchen, ist zuallererst eine Entscheidung: Fällen Sie die Entscheidung, Ihr Problem zu lösen, Ihrem wahren Bedürfnis Ausdruck zu verleihen und zu handeln. Je länger Sie das hinauszögern, desto mehr gewöhnen Sie sich an den psycho-emotionalen Druck. Sie verbleiben dann allein schon aus biochemischer Gewohnheit im anhaltenden Zustand der Spannung.

Nutzen Sie die bereits beschriebenen Übungen, um einen neuen Gefühlshaushalt aufzubauen.

Liebe es, löse es oder lass es!

Dieser Rat ist alt, hat sich aber oft bewährt. Denn auch das ist eine Option: Es zu lassen. Nicht alles, was wir ersehnen, ist der Mühe auch tatsächlich wert. Manchmal ist es für unseren Herzensfrieden angebrachter, von einem Vorhaben, einem Engagement für eine Sache, einer Beziehung endgültig abzulassen. Dazu bedarf es allerdings einer ebenso starken und klaren Entscheidung und der Konsequenz, in Folge keinen Gedanken, kein Gefühl und keine Zeit mehr darauf zu verschwenden.

Welchem Weg Ihres Herzens auch immer Sie folgen, es wird Ihnen im angemessenen Takt danken.

2 • Wirbelsäulenschäden

Erkrankungen des Stütz- und Bewegungsapparates stellen laut einer aktuellen Gesundheitsbefragung der Statistik Austria den „Problembereich Nummer eins" dar. Rund ein Drittel der Über-15-Jährigen, d. h. fast 2,3 Millionen Menschen allein in Österreich, leiden unter Wirbelsäulenbeschwerden. Diese sind auch die häufigste Ursache von Schmerzen. 1,5 Millionen Menschen hatten in den zwölf Monaten vor der Befragung im Bereich der Wirbelsäule zumindest zeitweise erhebliche Schmerzen, eine Million litten akut daran.

Die Hauptgründe dafür liegen vorwiegend in der einseitigen statischen Überlastung und im allgemeinen Bewegungsmangel. Ähnlich wie unser Gefühlshaushalt ist auch unser Stützapparat eigentlich dafür geschaffen, ausgeglichen, dynamisch, lebendig und beweglich zu agieren.

Wie bereits erwähnt werden Bewegungsdrang und Gefühlsausdruck mit Beginn der Schulzeit viele Stunden täglich auf ein Minimum reduziert. Stundenlanges Sitzen und auch die gebeugte Haltung „über" PC oder Handy führen zu Haltungsschäden von den Hals- bis zu den Lendenwirbeln. Es erstaunt nicht, dass heute bereits mehr als die Hälfte der Grundschulkinder haltungsauffällig ist. Haltungsfehler bei Jugendlichen führen oft schon im Schulalter zu erheblichen, teils chronischen Schmerzen.

Unser Skelett ist nicht dafür geschaffen, dass wir stundenlang auf Stühlen sitzen, über Tische gebeugt – es wurde ganz einfach nicht für lange währendes Sitzen konzipiert. Der Belastungsdruck auf die Bandscheiben ist im Sitzen anderthalbmal höher als im Stehen.

Zweifelsohne ist es schwierig, große Mengen faktisches Wissen während eines Spazierganges oder eines Waldlaufes zu vermitteln.

Doch es wäre längst an der Zeit, zumindest das Wissen, das während einer Bewegung gelehrt und gelernt werden kann, auch bewegend und bewegt zu vermitteln.

Lebendige Bewegung und lebendiges Fühlen gehen Hand in Hand. Der Stützapparat ist die Stütze unseres Körpers und damit auch des ganzkörperlichen Gefühlsausdrucks. Diese Stütze muss Stabilität, Flexibilität und eine Vielzahl möglicher Haltungen erlauben. Vor allem soll die Wirbelsäule auch die Haltung der Aufrichtigkeit gewährleisten, beweglich sein und zugleich Halt geben.

Wer sich keine Stärke, Standfestigkeit und keine Größe erlauben darf, nicht zu sich stehen kann, nicht aufrichtig ist oder sich ducken muss, findet die entsprechenden Symptome an seiner Wirbelsäule. Noch deutlicher wird es, wenn es um das Sich-Verbiegen oder Um-eine-Sache-Herumwinden geht: Das Zurückhalten eines wahren Gefühls führt zu realen Verbiegungen der Wirbelsäule. Dies zeigt sich dann in Schmerzen oder auch chronischen Verspannungen (siehe auch das folgende Kapitel „Verspannungen", ab Seite 128).

⚜ Informationen

Die Wirbelsäule besteht aus einer Kette kleiner walzenähnlicher Knochen, den Wirbeln. Zwischen ihnen befinden sich Knorpelscheiben, die sogenannten Bandscheiben, die eine Stoßdämpferfunktion haben und Druck oder Stoß abpuffern.

Die menschliche Wirbelsäule umfasst sieben Halswirbel, zwölf Brustwirbel, fünf Lendenwirbel sowie das Kreuz- und Steißbein. Sie bildet die Zentralachse des Skeletts und verläuft in einer natürlichen Doppel-S-Form. Diese Krümmungen unterstützen die Bandscheiben darin, Erschütterungen abzufedern.

Die enorme Stabilität unserer Wirbelsäule und ihre zugleich vorhandene Beweglichkeit ermöglichen unseren aufrechten Stand und Gang ebenso wie ein tiefes Bücken. Ferner geben die Wirbel dem durch sie verlaufenden empfindlichen Rückenmark mit allen seinen Nervenbahnen den notwendigen Schutz.

Die zentrale Stützfunktion unseres Körpers geht von der Wirbelsäule aus.

Bei Haltungsschäden kommt es durch Drehung der einzelnen Wirbelkörper und Überflexibilität oder Versteifung in diesen Abschnitten zu einer Verbiegung der Wirbelsäule. Die entstehenden pathologischen Krümmungen können die Doppel-S-Form betreffen, aber zum Beispiel auch seitlich verlaufen (Skoliose).

Begünstigt durch Haltungsfehler, Gewebsalterung oder eine traumatische Einwirkung (einen übermäßigen Druck oder Stoß) kann es zu einem Bandscheibenvorfall kommen.

Dabei werden die Knorpelscheiben zwischen den Wirbeln durch Druck seitlich herausgequetscht – und drücken dann auf unterschiedliche Nervenbahnen. Dies löst starke Schmerzen aus, die, je nach Lage des Vorfalls, über Nervenbahnen in den ganzen Körper ausstrahlen können.

Eine besondere Schutzfunktion kommt dabei der Rückenmuskulatur zu. Sind die Muskeln stark, ist auch die Wirbelsäule stabiler und gut geschützt. Ist die Muskulatur zu schwach, drohen Bandscheibenprobleme.

🌱 Symptome

Wirbelsäulenschäden machen sich im Frühstadium oft nur durch unregelmäßig auftretende, ziehende oder stechende Rückenschmerzen bemerkbar. Besonders unangenehm sind plötzlich einsetzende akute Schmerzen. Dabei erlebt der Betroffene ein Brennen und

Stechen, das so stark werden kann, dass vorübergehend eine völlige Bewegungshemmung eintritt.

Ein solcher Schmerz kann auch im Schulter- bzw. Halsbereich auftreten. Man spricht dann von einem Zervikalsyndrom oder im Volksmund vom „schiefen Hals" oder „Hexenschuss".

Persönlichkeitsbild und Gefühlshaushalt

Menschen mit Wirbelsäulenschäden wurden vielfach in ihrer Kindheit dazu gezwungen, starke, den Eltern negativ erscheinende Gefühle zurückzuhalten.

Dem Kind wurde verboten, aus Zorn zu schreien, vorlaut zu sein oder durch Tränen Schwäche zu zeigen. Die Bestrafungsformen können sowohl physischer Natur, wie Ohrfeigen oder Schläge, aber auch psychischer Natur sein, wie Liebesentzug, lautes Anschreien, Ablehnung oder Nicht-Reagieren.

Jede Form der Bestrafung jedoch, die dem Kind – in seiner völligen Abhängigkeit von Erwachsenen – als existenziell bedrohlich erscheint, hat unabsehbare Konsequenzen für die emotionale oder körperliche Gesundheit.

Das natürliche Aufbegehren des Kindes, das sich abgrenzen, zur Wehr setzen oder zum eigenen Vorteil um etwas kämpfen will, wird im Keim erstickt. Diese grundlegende Missachtung kann zu übertriebener Anpassung, zu Minderwertigkeitsgefühlen und ganz direkt zu einer gebeugten, gekrümmten Körperhaltung führen.

Im Laufe der Jahre entwickeln Betroffene oft zusätzlich Schuldgefühle. Sie sind dann der Meinung, es sei böse und schlecht, eigene Bedürfnisse zu erfüllen. Sie können schwer zu sich stehen, schwer dem eigenen Willen folgen oder sich abgrenzen. Nein sagen bedeutet oft eine unüberwindliche Hürde. Diese Menschen leisten über die Maßen viel und dienen sich oft zugrunde, um die alte Schuld wiedergutzumachen – um sie abzutragen. Sie mühen sich ab, um das ursprüngliche Minderwertigkeitsgefühl auszugleichen und Liebe zu erfahren. Doch Liebe ist auf diesem Weg nicht zu erlangen. Die selbst aufgebürdete Last wird regelmäßig zu schwer – die Menschen brechen unter der eigenen Leistung förmlich zusammen: Ihre Aufrichtigkeit und ihr Rückgrat sind dann ebenso gebrochen. Zusätzlich kann eine latente, unterschwellige Furcht vor der eigenen Aggression bestehen, da bei jedem Aufkeimen des Zorns eine unbewusste Erinnerung an den Schmerz der Kindheit erwacht. Diesen Schmerz nochmals zu erleben, kann für die Psyche so unerträglich sein, dass sie versucht, dies nach Kräften zu vermeiden.

Oft bemühen sich Betroffene ein Leben lang, das brave Kind zu bleiben. Sie passen sich dominanten Vorgaben schnell an und suchen sich zu allem Überfluss auch noch entsprechend strafende, kritisierende und bedrohliche Lebenspartner oder Vorgesetzte aus. Sie leben schließlich in einem System, dessen Bedingungen unüberwindbar scheinen, und erleben die gleiche Ohnmacht wie in der Kindheit.

Herzensfragen

Nehmen Sie bitte wieder einen Schreibstift und Ihr Arbeitsheft zur Hand:

- Wer hat Ihre volle Größe und Stärke unterdrückt?
- Setzt dieser Mensch nach wie vor die Maßstäbe in Ihrem Leben?
- Vor wem ducken oder verbiegen Sie sich?
- Was in Ihrem Leben können Sie schon lange nicht oder nicht länger tragen oder ertragen?
- Bürden Sie sich zu viel Last auf?
- Fürchten Sie sich davor, ein klares Nein auszusprechen?
- Wer würde sich von Ihrer Aufrichtigkeit bedroht fühlen?
- Wozu sollten Sie in Wahrheit Ja sagen?
- Wenn Sie frei wären, zu tun, was Sie für richtig halten – was würden Sie dann tun?

🌿 Heilungsansätze

Listen Sie Ihre wahren Bedürfnisse auf!

Es gibt vielleicht Bedürfnisse, die Sie sich über lange Zeit hinweg verboten haben, wie zum Beispiel mit Freundinnen auszugehen, allein zu sein, einmal etwas liegen zu lassen und nachlässig zu sein, Zeit nur nach Ihren Bedürfnissen zu verbringen und dergleichen. Erstellen Sie eine Liste dieser Bedürfnisse.

Reihen Sie dann die Punkte nach Prioritäten. Was ist mir besonders wichtig? Was würde mir jetzt so richtig guttun? Was ist nicht so dringend und kann ich auf einen späteren Zeitpunkt verschieben?

Auch wenn die Lebensumstände es Ihnen zu verbieten scheinen, sich in Bewegung zu setzen und Ihren Wünschen zu folgen, suchen Sie einen Weg, überreden Sie sich dazu und erfüllen Sie sich ein Bedürfnis nach dem anderen.

Schaffen Sie sich Freiräume und Auszeiten!

In Ihrem Leben sollte es ausreichend Orte und Zeiten geben, die frei sind von Forderungen oder Erwartungen anderer. An denen Sie sich in Ihrer ganzen Größe zeigen können oder auch in Ihrer ganzen Schwäche. Wo Sie nichts anderes sein dürfen, als ganz Sie selbst. Auch dafür gilt es, bestehende Hindernisse mit Nachdruck aus dem Weg zu räumen. Schaffen Sie sich Freiräume und Auszeiten, die Sie dann regelmäßig aufsuchen, und verbringen Sie Stunden damit, sich über Ihre wahren Gefühle klar zu werden.

Der Punkt ist: Sie werden erst dann befreit sein vom Druck und der emotionalen Last, wenn Sie lernen, so zu fühlen, als wären Sie bereits frei.

Ergänzen Sie die suggestiven Formeln Ihrer Kontemplationsphasen mit folgenden affirmativen Gedanken: Ich lasse alle Last von meinen Schultern fallen. Ich bin selbstständig und stark. Ich bin aufrichtig. Ich bin innen und außen ein Turm der Stärke.

Setzen Sie sich zur Wehr und sagen Sie Nein und Ja!

Beginnen Sie mit Situationen, die Ihnen wenig bis gar nicht bedrohlich erscheinen, und stellen Sie dort Ihr Nein klar und beharrlich fest. Setzen Sie Ihre Meinung durch, auch wenn es manchmal nur der Übung dient. Wehren Sie sich beispielsweise gegen die Bevorzugung anderer und gegen die Herabwürdigung Ihrer Person. Fordern Sie Ihre berufliche oder familiäre Position ein. Verlangen Sie Anerkennung und sorgen Sie für Gerechtigkeit. Gewöhnen Sie sich Tag für Tag an das Ringen um Ihr eigenes Ich. Nur so werden Sie lernen, den alten Schmerz zu überwinden und schließlich auch starke Gefühle zu äußern. Es ist Ihr gutes Menschenrecht.

Lernen Sie die kämpferische Seite an sich kennen und tragen!

Das Aggredere, die Antriebs- und Kampfkraft, ist in jedem Menschen natürlich veranlagt. Sie dient einerseits der Verteidigung, andererseits dem Angriff, sofern es etwas zum Überleben Notwendiges zu erbeuten gilt. Zum Glück befinden wir uns nicht mehr in der Steinzeit und doch gibt es etwas für uns Lebensnotwendiges zu erbeuten: Selbstachtung und Würde.

Jeder Mensch kann und darf diese Kraft an sich selbst kennenlernen und sich zu eigen machen. Das bedeutet keinesfalls, anderen Schaden zuzufügen – aber sehr wohl, seinem Selbst die angemessene Größe und Würde zu erkämpfen.

Nähern Sie sich Schritt für Schritt starken und erwachsenen Ausdrucksformen. Üben Sie sich in einer aufrechten Haltung, öffnen Sie Ihre Hände, wenn Sie gestikulieren, sprechen Sie mit starker, fester Stimme und üben Sie die Fähigkeit, im Notfall auch einmal laut zu werden. Erweisen Sie sich die Ehre!

Nach einiger Zeit sollte es Ihnen sogar möglich sein, bei Bedarf auch Ihren ganzen Zorn herauszuschreien. Dann haben Sie Ihre Lektion gelernt und können darangehen, etwaige negative Gefühle mithilfe Ihrer Phantasie und Schaffenskraft in positive, nachhaltige und gesunde umzuwandeln.

Beides muss und darf sein: Wir dürfen unsere Gefühle ausdrücken und wir dürfen sie auch nach unseren Vorstellungen gestalten und einsetzen.

Auf dem Weg zur Gesundheit sind manchmal viele Hürden zu überwinden. Der eigenen Aggression in ihrer ganzen Größe zu begegnen, stellt sicher eine der schwersten Übungen dar. Doch gerade diese intensive, aggressive Kraft richtet sich, wenn sie nicht rechtzeitig nach außen gelenkt wird, gegen den eigenen Körper.

Zur Beachtung: Agieren Sie Ihren Zorn immer mit Umsicht aus. Ihr Vertrauensmensch kann Ihnen dabei als neutraler Zuhörer eine große Hilfe sein. Mit ihm können Sie darüber sprechen und dann vielleicht auch, mit seiner Zustimmung, üben. Zudem gibt es Schrei-Seminare oder Seminare, bei denen man speziell den Gefühlsausdruck des Zornes erlernen kann. Jeder Weg, den Sie gehen, um die wahre Größe Ihrer Aggression kennenzulernen, ist ein wertvoller Weg.

Betreiben Sie Alltagsfitness!

Achten Sie darauf, Ihre Sitzposition alle drei bis vier Minuten zu ändern. Richten Sie sich immer wieder auf und bringen Sie Ihre Wirbelsäule ins Lot. Die Rückenlehnen Ihrer Sitzgelegenheiten sollten eine aufrechte Haltung ermöglichen, ohne dass zusätzliche Muskelkraft nötig ist. Nach rund 40 Minuten Sitzen sollten Sie immer aufstehen und sich durchstrecken. Das Durchstrecken sollte auch zu einer allmorgendlichen Routine nach dem Aufstehen werden. Vor und nach jeder Kontemplationsphase empfiehlt es sich ebenfalls: Sie begegnen so Ihrem Körper mit einer gesunden und bewussten Hinwendung.

3 • Verspannungen

Verspannungen gehören für die meisten Menschen in unserem leistungsorientierten Berufsleben zum Alltag. Nahezu jeder leidet mitunter an den ziehenden Schmerzen verhärteter Muskelstränge.

Diese zeigen sich selten in Armen oder Beinen, treten aber umso häufiger im Nacken- und Schulterbereich auf. Der Grund dafür liegt in ihrer Schutzfunktion: Jede Verspannung ist der Versuch, einen Schutzpanzer zu aktivieren oder auch sinnbildlich „die Stacheln aufzustellen", um eine drohende Gefahr abzuwehren. Die Angst sitzt dann sprichwörtlich und tatsächlich im Nacken.

Da die Muskelaktivität dem inneren Netzwerk durch Body-Feedback-Schleifen wichtige Informationen über das momentane Ausdrucksverhalten liefert, ist der Einfluss von Verspannungen auf unser Gefühlsleben erheblich.

Eine fortwährend natürliche, angenehme Grundspannung signalisiert dem Gefühlsystem, dass alles im Leben in Ordnung ist. Die konsequente Verspannung des Schulter-Nacken-Bereichs hinge-gen zeigt dem Netzwerk eine ununterbrochene Alarmbereitschaft. Eine Gefahr wird angezeigt, der „Panzer" ist aktiviert, also wer-den Vorbereitungen zu Abwehr und Verteidigung getroffen. Diese Daueralarmierung des Systems belastet den Körper weit über das natürliche Maß hinaus. Vermehrt werden Cortisol und Adrenalin ausgeschüttet, die inneren Stressoren erhöhen die Nebennieren-, Herz- und Neuronenaktivität.

Schon ein mehrstündiges vorgebeugtes Sitzen an einem Schreib-tisch signalisiert dem GGK-Netzwerk ständig drohende Gefahr. Die gekrümmte Haltung, die einer Schutzhaltung ähnelt, vermit-telt uns eine Bedrohungssituation. Allerdings kommt es dabei nie zu einer motorischen Entladung. Die Stressmoleküle verbleiben im Körper und können seine Schwachstellen angreifen.

❊ Informationen

Jeder Muskel in unserem Körper weist einen natürlichen Tonus, eine Grundspannung, auf. Der Muskelstrang ist elastisch, flexibel, stark und gleichermaßen zu schneller Ent- oder Anspannung in der Lage. So wird die Muskelkraft optimal genützt. Energie wird lau-fend auf- und auch abgebaut.

Fehlbelastungen der Muskeln führen hingegen zu Energieblocka-den, Verhärtungen, Verkürzungen oder Verlängerungen der Mus-kelstränge. Das energetische und biochemische Gleichgewicht ist verschoben.

Kann eine Muskelpartie über viele Jahre hinweg niemals opti-mal funktionieren oder kommt sie gar nicht mehr zum Einsatz, ver-härten sich die Muskeln chronisch und verlieren im Laufe der Zeit sogar die Erinnerung daran, wie die Bewegung eigentlich funktio-niert. Man spricht dann von einer sensomotorischen Amnesie. Oft spiegelt dieser Prozess auch einen Kontrollverlust im emotionalen Erleben des Betroffenen wider.

👤 Symptome

Verspannungen machen sich durch ziehende Schmerzen und verhärtete Muskeln in den betroffenen Regionen bemerkbar. Im Unterschied zu organischen Erkrankungen liegt gewöhnlich eine wechselnde Lokalisation vor, wobei Entzündungszeichen fehlen. Die am häufigsten davon betroffenen Regionen sind der Schulter-, Nacken- und Brustbereich, der Hals oder die Rücken- und Beckengegend.

Verspannungen können entweder als Folge eines Wirbelsäulenschadens oder einer Fehlhaltung auftauchen, häufig jedoch ist negativer Stress der Hauptauslöser. Dann stellen sie oft die Ursache für viele Probleme dar. Besonders Kopfschmerzen, die über den Nacken bis in die Stirn reichen, sind auf Verspannungen zurückzuführen (siehe auch Kapitel „Kopfschmerzen und Migräne", ab Seite 135).

Verspannungen sind wie kaum ein anderes körperliches Symptom mit nahezu allen Krankheitsbildern verbunden. Was wiederum durch ihre Schutzfunktion verständlich wird: Wenn ich krank bin, bin ich auch schwach und verwundbar – ein Schutzgeflecht muss aktiviert werden.

👤 Persönlichkeitsbild und Gefühlshaushalt

Der Konflikt der Betroffenen zeigt sich oft durch Zweifel und Widersprüche. Man will sich hingeben und trotzdem standfest bleiben. Man will sich aufopfern und bleibt doch bedürftig.

Auf Sanftmut folgt Aggression. Angst, Schmerz, Wut oder Tatendrang werden zwar wahrgenommen, doch wird die Dauerbereitschaft für dynamisches Handeln selten in die Realität umgesetzt.

In der Kindheit mangelte es nicht selten an Anerkennung. Kalte Ablehnung oder Beurteilung standen mitunter vor Liebe und

Zuwendung. Um diesen Mangel auszugleichen und Nähe und Vertrauen herzustellen, haben Betroffene verschiedene Anpassungssysteme und Haltungen entwickelt. Sie haben früh damit begonnen, fremden Vorgaben statt den eigenen zu folgen. Die Dominanz der Erwachsenen hat das Kind gebeugt und die „Muskelmauern" verursacht, hinter denen es Zuflucht gesucht hat.

Ein anderer Aspekt ist das wiederholte Erleben bedrohlicher Situationen. Zusammenkauern, sich verstecken oder „den Kopf einziehen" sind natürliche Schutzreaktionen, die spätere Gewöhnungseffekte an Verspannungen vorbereiten.

Akute Verspannungssymptome treten besonders in Lebenssituationen auf, die einen energischen Gefühlsausdruck verlangen würden. Alte Verbote und unbewusste Regeln halten diesen Ausdruck jedoch zurück, die Muskeln dürfen nicht nachlassen, werden angespannt und verbleiben dann in dieser Spannung. Auf dieser Basis werden zahlreiche Alltagssituationen zu körperlich schmerzhaften Ereignissen.

Für die beiden häufigsten Formen der Verspannung lässt sich vereinfacht feststellen:
- Verspannungen im Nacken-Schulter-Bereich weisen auf eine direkt erlebte Bedrohung hin. Aus Furcht vor Schlägen wird der Kopf geduckt und der Nackenpanzer aktiviert.
- Verspannungen im Rücken-Becken-Bereich halten das Aggredere, die Kampfkraft, zurück. Die eigene, wahre Stärke wird unterbunden. Ein Zornesausbruch ist aufgrund erwarteter Rückschläge zu bedrohlich.

◎ Herzensfragen

Nehmen Sie bitte wieder einen Schreibstift und Ihr Arbeitsheft zur Hand:

- Existiert in Ihrem unmittelbaren Lebensumfeld eine Bedrohung?
- Ist diese Bedrohung real oder entspringt Ihr Schutzverhalten einem früheren Erlebnis?
- Können Sie dieser Bedrohung weiterhin aus dem Weg gehen oder sie ignorieren?
- Ist die Verspannung ein Automatismus?
- Gibt es vielleicht sogar einen regelmäßigen Auslöser?
- Was müsste geschehen, um sich von dem, was im Nacken sitzt oder Ihre Kampfkraft im Becken blockiert, zu befreien?
- Was hindert Sie daran, es in die Tat umzusetzen?
- Welchen Rückschlag erwarten Sie, wenn Sie sich zur Wehr setzen?
- Entspringt diese Erwartung einem frühen, vielleicht einem Erlebnis in der Kindheit?
- Was wäre Ihr erwachsener Umgang damit?
- Welches Gefühl steckt buchstäblich im Kern der Verspannung fest?
- Können Sie die Angst in Mut umwandeln?

◊ Heilungsansätze

Hören Sie auf die Stimme Ihrer Angst!

Noch einmal sei wiederholt: Angst ist die Uremotion schlechthin. Sie ist das erste Gefühl, das wir selbstständig erleben. Aus dem ersten Atemzug wird der erste Angstschrei. Angst ist dem Selbsterhaltungstrieb zur Seite gestellt. Sie steckt hinter Nervosität, Stress, Furcht, Blockaden und Panik.

Doch sie ist einzig und allein zum Schutz unseres Lebens da. Sie steht zu unserer Verteidigung zur Verfügung. Sie gibt auf uns acht. In welcher Form auch immer sie sich zeigt: Die Angst will gehört, gewürdigt und geäußert werden. Nehmen Sie zuallererst die Angst hinter Ihren Symptomen wahr. Dann geben Sie ihr Worte, sprechen und drücken sie aus. Es macht Sie nicht schwächer, Angst zu zeigen, im Gegenteil: Es macht Sie sympathisch. Sie gehen als gutes Vorbild voran. Sie zeigen Mut, indem Sie zu Ihrer Angst stehen und sie tragen. Darin liegt der Weg zu wahrer Stärke. Nehmen Sie, soweit es Ihnen gelingt, Ihre Angst ernst und an. Sie können sie in Liebe und Verzeihen umwandeln oder in Mut und Zorn und sie dann benützen, um sich zu schützen.

Packen Sie die Verspannung an der Wurzel!

Sollte es sich um eine typische, vorübergehend auftretende Alltagsverspannung handeln, so werden Sie wahrscheinlich den Moment übersehen, in dem sie beginnt. Ist das der Fall, kann es Ihnen helfen, die betroffene Körperstelle durch einen Gegenschmerz zu sensibilisieren.

Lokalisieren Sie das Zentrum der Verspannung. Pressen Sie mit Daumen oder Zeigefinger so lange auf den wunden Punkt, bis der Schmerz ganz deutlich und konzentriert auftritt. Wiederholen Sie am Morgen den Druck auf dieselbe Stelle, sodass im Laufe des Tages ein Wahrnehmungseffekt eintritt. Sollten Sie dann tagsüber den Beginn der Verspannung spüren, halten Sie sofort inne und wenden Sie die folgende Übung an.

Entspannen Sie durch Anspannen!

Lenken Sie, während Sie einatmen, die ganze Aufmerksamkeit auf das Zentrum der verhärteten Muskelstränge. Dann halten Sie kurz die Luft an und steigern die Spannung an der betroffenen Stelle bewusst noch weiter. Spannen Sie die Muskelpartie kurz und intensiv an. Mit dem Ausatmen lassen Sie die betroffenen Muskeln bewusst los und atmen gewissermaßen die Überspannung aus. Wiederholen Sie den Vorgang ein paarmal und versuchen Sie, mit jedem weiteren Ausatmen eine größere Entspannung zu erzielen.

Wenn es Ihnen gelingt, dadurch eine Verspannung beim ersten Anzeichen zu entladen, kann es in Folge nie zu einer chronischen Überspannung kommen.

Arbeiten Sie im Vertrauen!

Alte innere Wunden können durch positive Erfahrungen überschrieben werden. Suchen Sie beispielsweise regelmäßig die Nähe vertrauter Menschen auf, die Ihnen Schutz bieten, ohne Gegenleistungen zu erwarten. Suchen Sie Orte auf, die Ihnen Geborgenheit geben. Wählen Sie Ihre Kleidung nach Kriterien des Geborgenseins, des Schutzes oder als sichtbares Zeichen Ihrer Kampfbereitschaft aus.

Vor allem Ihr Arbeitsplatz sollte ein Ort der Freude und Sicherheit sein. Gerade dieser Aspekt – das emotionale Umfeld unserer beruflichen Tätigkeit – ist von wesentlicher Bedeutung.

Falls Freude und Vertrauen an Ihrem Arbeitsplatz Mangelware sind, bringen Sie das Thema zur Sprache, leiten Sie einen Veränderungsprozess ein oder suchen Sie konsequent nach Alternativen.

4 • Kopfschmerzen und Migräne

Der Kopf beherbergt unser Gehirn und damit Geist und Denkvermögen. Er ist unsere Verarbeitungs-, Speicher- und Steuerzentrale. Etwa in seiner Mitte sitzt das limbische System. Es ist, vereinfacht ausgedrückt, für Emotionen und Triebe zuständig und wird dem Unterbewusstsein zugeordnet. Hinter der Stirn befindet sich der präfrontale Kortex. Seine zentrale Aufgabe besteht darin, unser bewusstes Handeln zu steuern. Dort sitzen gewissermaßen unser Bewusstsein und auch die Fähigkeit unserer Selbststeuerung.

80 Prozent aller Informationen, die wir tagaus, tagein mit unseren Sinnen wahrnehmen, erreichen zuallererst das limbische System. Dieses „unterbewusste" Gehirnareal wiederum leitet die Ausschüttung jener Hormone ein, die dann im Körper als Gefühl spürbar werden. Jede noch so kleine Gefühlsregung wird in Sekundenbruchteilen unserem Bewusstsein im präfrontalen Kortex übermittelt.

Gefühlsbotenstoffe sind dabei die wichtigsten Vermittler zwischen Körper und Geist.

Das Gehirn nimmt auf, vernetzt, teilt oder ergänzt und schickt die Information zurück in die Welt, in der wir uns bewegen, handeln und sprechen – ganz wie unser Kopf (unser Unterbewusstsein und Bewusstsein) es befiehlt und erlaubt.

Die beiden großen Schaltstellen – hinter der Stirn und in der Mitte des Kopfes – befinden sich manchmal im Widerstreit. Gefühl und bewusstes Denken oder Wollen gehen allzu oft nicht Hand in Hand. Das kann uns schon mal „den Kopf zerbrechen".

Wenn unser Bewusstsein die Botschaften der Gefühle oder Triebe einfach überhört und konsequent seinem Willen unterordnet, kann dieser Gewaltakt zu Schmerzen im Kopf führen.

●●● 135

Die altbekannte Redewendung „sich den Kopf zerbrechen" beschreibt höchstens die halbe Wahrheit. Treffender wäre es zu sagen: Bei Kopfschmerzen zerbricht meistens der Kopf das Herz.

❧ Informationen

90 Prozent aller Kopfschmerzen haben keine organische Ursache. Dies gilt sowohl für Spannungskopfschmerzen als auch für Migräneanfälle.

Der Kopf ist reich versorgt mit Blutgefäßen, gefäßbegleitenden sympathischen Nervengeflechten und schmerzleitenden Fasern. Aufgrund der besonderen Empfindlichkeit dieser Gefäße reagiert der Kopf von allen Organen am schnellsten mit Schmerzen.

Kopfschmerzen entstehen in vielen Fällen durch Verspannungen im Kopfansatz-, Nacken- und Schulterbereich.

Bei Migräne gibt es zusätzlich diverse externe Auslöser: Wetterwechsel, Diäten, Lärmeinflüsse, Allergien, Schokolade und sogar Hühnereiweiß können einen Anfall auslösen. Frauen sind von Migräne deutlich häufiger betroffen als Männer. Oft tritt ein Anfall auch im Rahmen eines prämenstruellen Spannungssyndroms auf.

Bei Kopfschmerzen und Migräne kommt es zu mehr oder weniger akuten Gefäßverengungen in Teilbereichen des Gehirns. Diese Regionen reagieren dann mit Schmerzen.

❦ Symptome

Der Spannungskopfschmerz ist ein langsam beginnender, diffuser Schmerz. Er wird als ziehend, drückend, stechend, brummend oder pochend wahrgenommen und kann sich über Stunden, Tage oder auch Wochen hinziehen. Häufig entsteht er durch Stress oder in außerordentlichen Belastungssituationen.

Migräne tritt vorwiegend anfallsartig in Erscheinung. Sie ist häufig halbseitig und mit Sehstörungen, Lichtempfindlichkeit, Überempfindlichkeit der Sinnesorgane, Erbrechen und Durchfall verbunden. Ein oft mehrere Stunden dauernder Anfall ist eingebettet in eine reizbare und depressive Stimmung, mit dem Wunsch, sich in einen geschützten, dunklen und vertrauten Raum zurückzuziehen.

♦ Persönlichkeitsbild und Gefühlshaushalt

Menschliches Handeln hängt von zwei Schlüsselqualifikationen ab: Denken und Fühlen.

In den vergangenen Jahrzehnten wurde unser Handeln weitestgehend unter die Gesetze des Verstandes gestellt. Unzählige Regeln und Strukturen regieren unser tägliches Leben. Es herrscht eine Überbetonung des Denkens und Wollens.

Der Schmerz des Kopfes zeigt oft, dass unser Denken fehlgeleitet ist, dass wir es falsch einsetzen oder bedenklich einseitig handeln.

Herz und auch Kopf leiden ganz allgemein unter dem Druck des Müssens und Sollens. Wir fordern von uns selbst ununterbrochen und wie selbstverständlich Leistung und das Erfüllen gesellschaftlicher Normen und Regeln. Wir sind im Allgemeinen über die Maßen pflichtbewusst, verfolgen nutzbringende Ziele und handeln nach strengen Richtlinien.

Unser Herz aber hat natürliche Grundbedürfnisse, die unter all den Vorgaben oft zu kurz kommen: Es will Zeit für Gefühle – Harmonie, Freude, Ausgelassenheit, Nachlässigkeit, Lust, Nähe und Muße.

Spannungskopfschmerzen beruhen oft auf Leistungskonflikten, auf übergroßen Ansprüchen an das geistige Vermögen oder auf Übererwartungen hinsichtlich Erfolg und Anerkennung. Betroffene jagen ihren eigenen Vorstellungen von Perfektion hinterher und erlauben sich kaum Entspannung.

Menschen, die unter starker Migräne leiden, übergehen oft Zustände von Zorn oder Angst mit starken gedanklichen Konzepten. Sie sind nicht selten kontrollsüchtig und leben in der permanenten Furcht, etwas Unerwartetes könnte ihnen die Existenz rauben. Die Verteidigungshaltung gehört zur Persönlichkeit. Diese Menschen sind schnell gereizt und aggressiv, halten sich aber aus schlechtem Gewissen zurück. Sie unterdrücken häufig ihre natürliche Lebenslust und Leidenschaft.

Kopfschmerzen verhindern ganz allgemein, dass der Betroffene „geistig auf der Höhe" ist. Das Denken ist durch den Schmerz eingeschränkt. So wird bei Migränepatienten in manchen Fällen auch überdurchschnittliche Intelligenz bezähmt – Denken und Überanalysieren werden verhindert.

Kopfschmerzen legen – um es in einem Begriff zu fassen – vor allem eine Handlung nahe: Umdenken!

✆ Herzensfragen

Nehmen Sie bitte wieder einen Schreibstift und Ihr Arbeitsheft zur Hand:

- Welche Gefühle in Ihrem Inneren sehnen sich nach Zuwendung und Betreuung durch Ihre Gedanken?
- Zerbrechen Sie sich den Kopf, um nicht fühlen und handeln zu müssen?
- Unterdrücken Sie Ihre Lust?
- Wen oder was gefährdet Ihre Lebenslust?
- Was würden Sie sich erfüllen, wenn das Verbot Ihrer Gedanken fallen würde?
- Wie würden Sie handeln, wenn Sie frei von Kontrolle wären?
- Steht Ihr Denken im Dienst Ihres Glücks und Ihrer erfüllten Lebensfreude?

Heilungsansätze

Stellen Sie Ihr Denken in den Dienst Ihres Fühlens!

Unser Gehirn ist dafür gemacht, ein guter König zu sein, der gütig und doch entschieden über sein Volk herrscht. Der gute König kennt sein Volk, er kennt sein Land und liebt es. Er sieht nicht blind über jene Teile seines Reiches hinweg, die in Armut leben, oder freut sich nur mit jenen, die reich und erfolgreich sind. Er sammelt möglichst viele Informationen und wägt sein Handeln geduldig ab. Nur in Zeiten einer realen Bedrohung entscheidet er schnell und klar. Er achtet vor allem darauf, dass die Menschen im Staat glücklich und tüchtig zugleich sind. Er empfindet sich als Diener, gerade weil er der Herrscher ist.

Unser Kopf besteht aus verschiedenen Regionen. In manchen Teilen werden Informationen gesammelt, in anderen werden diese analysiert und in Teilaspekte zerlegt. In manchen Teilen herrschen die Gefühle, in anderen herrscht der Verstand. Und irgendwo gibt es in diesem Staat eine Entscheidungszentrale – den präfrontalen Kortex direkt hinter der Stirn. Dieser Bereich steuert unsere Handlungen.

Lassen Sie die Dinge etwas mehr auf sich zukommen, anstatt sie immer wieder vor sich hinzustellen und zu forcieren.

> *Lassen Sie in den kommenden Wochen Ihre Gedanken, auch die irrationalen, ganz um Ihre Gefühle kreisen und trainieren Sie dadurch den Dienst am Herzen.*

Spielen Sie!

Verspieltes Handeln ist eine besondere Form der Gesundheitspflege. Sie können aktiv mit Ihren Kindern spielen – als eine Art Eigentherapie.

Sie können Karten spielen oder sich einer Amateurtheatergruppe anschließen. Sie können auch einfach den großen Ernst, das Müssen und Sollen aus Ihrem Leben nehmen, lustiger und humorvoller agieren.

Fangen Sie gleich jetzt an, ohne Grund, einfach so: Schneiden Sie eine Grimasse und lächeln Sie.

Leben Sie sinnlich und sich lustvoll aus!

Regen Sie Ihre Sinne an und auf. Sehen, hören, riechen, schmecken und tasten Sie Schönes, Intensives, Neues, Aufregendes. Widmen Sie sich Ihrer Lebenslust und auch: Ihrer Lust. Erfüllen Sie sich geheime Sehnsüchte. In Ihrem Schoß schlummert die Urenergie der Leidenschaft. Es ist eine schöpferische und mächtige Kraft. Beginnen Sie, kreativ zu sein.

Malen oder schreiben Sie und scheuen Sie keine wilden, ausufernden Phantasien. Kanalisieren Sie Ihre Lebenskraft in etwas Schöpferischem. Versuchen Sie nach besten Kräften ungehemmt zu leben, gerade wenn es Ihnen unvorstellbar erscheint.

Ihr Kopf sehnt sich am meisten danach, wieder bewusst an das zu denken, sich wieder bewusst das vorstellen zu dürfen, was Sie sich so angestrengt verbieten.

Und dann geht es um die Erfüllung des Erträumten. Es sind die unerfüllten Vorstellungen und Phantasien, nach denen Ihr Kopf schreit. Haben Sie Ihre Visionen wieder zum Leben erweckt, dann scheuen Sie nicht davor zurück, sie auch auszuleben. Vielleicht nicht alle auf einmal, aber doch eine nach der anderen. Das Leben sehnt sich schließlich nach Erfüllung. Wir dürfen uns erlauben, dieser Sehnsucht zu folgen.

5 • Magenerkrankungen

Der Magen ist ein außerordentlich faszinierendes Gefühlsorgan. Er verkörpert zwei grundlegend unterschiedliche emotionale Aspekte unseres Lebens: Er ist aufnahmefähig und zugleich aggressiv. Durch diese beiden diametral entgegengesetzten Prozesse ist der Magen das Sinnbild für die Fähigkeit, das Leben zu empfangen und zu bewältigen.

Alle Nahrung gelangt in unseren Magen. Dort wird sie durch Magensäure zerlegt und dem Körper verfügbar gemacht. Die rohe, gekochte, harte oder weiche Kost wird zu einem Brei, der dann zur weiteren Verdauung in den Darm geleitet wird. Während dieser Vorgänge werden die lebenserhaltenden Nährstoffe aus der Nahrung gezogen und im Körper verteilt.

Wenn wir nun etwas schlucken müssen, das uns nicht schmeckt, reagiert der Magen ebenso gereizt wie unser Gefühl. Es fällt ihm schwer, das Ungewollte zu verarbeiten. Er will und kann es nicht akzeptieren.

Instinktiv beginnt der Magen zu bekämpfen, was ihm nicht bekommt, und produziert größere Mengen seiner aggressiven Säure. Er will das Unerwünschte schnell wieder loswerden und manchmal sogar zurückschicken.

Hält sich der betroffene Mensch langfristig in einer Lebenssituation auf, die er im Grunde nicht akzeptieren kann, so braucht er zum Schutz eine permanent aggressive Abwehrhaltung. Diese Grundaggression geht einher mit der konstanten Übersäuerung des Magens.

❄ Informationen

Als Reizmagen bezeichnet man funktionelle Störungen des Magens ohne organischen Befund. Es treten Tonus- und Hypermotilitätsstörungen, also Spannungs- und Magenbewegungsstörungen, sowie Abweichungen der Säureproduktion auf. Zumeist liegt eine zeitweilige Erhöhung des Säurespiegels vor.

Bei einer Gastritis entzünden sich die Schleimhäute des Magens. Wenn zu viel Magensaft produziert wird, kommt es zur Schädigung durch Salzsäure und Pepsin. Die Entzündung dringt teilweise bis in die Muskulatur der Magenwand vor. In weiterer Folge kann es zur Geschwürbildung kommen. Oft steht damit eine bakterielle Infektion in Verbindung.

Das Magengeschwür ist kein Geschwür im eigentlichen Sinn, keine Wucherung, sondern bezeichnet eine beginnende Perforation der Magenwand. Der Säurespiegel ist permanent erhöht und wirkt dadurch um vieles aggressiver. Auch die Pepsinsekretion steigt deutlich an, die Magenschleimhaut ist geschädigt. Es kommt zu einer Art „Selbstverdauung" des Magens.

Die Krankheitsbilder des Magens sind zwischen relativ harmlos und äußerst gefährlich einzustufen. Da sich als Folge einer harmlosen aber eine gefährliche Form entwickeln kann, sollte bereits bei ersten Anzeichen eine Änderung des Verhaltens und eine ärztliche Behandlung angestrebt werden.

❦ Symptome

Magenbeschwerden beginnen meist harmlos mit vorübergehenden, leicht ziehenden, dumpfen Schmerzen. Beim Essen tritt schnell ein Druck- oder Völlegefühl auf. Manchmal herrscht Appetitlosigkeit oder es werden gewisse Speisen bzw. Substanzen nicht vertragen, zum Beispiel Rohkost, Fett, Alkohol, Koffein oder auch Nikotin. Sodbrennen und Übelkeit weisen bereits auf eine fortgeschrittene Krankheit hin.

Der weitere Symptomverlauf zeigt ein chronisches Bild. Es treten immer wieder Schmerzen und Begleiterscheinungen (zum Beispiel Erbrechen) auf, auch bei nüchternem Magen. Die Schmerzen werden als bohrend, schneidend oder stechend beschrieben und finden sich oft zwischen dem Nabel und der Mitte des ersten Rippenbogens oder hinter dem Brustbein. Typisch sind Beschwerden etwa zwei Stunden nach den Mahlzeiten.

♦ Persönlichkeitsbild und Gefühlshaushalt

Magenbeschwerden stehen in enger Beziehung zum Gefühlshaushalt des Betroffenen. Konfliktbehaftete Erlebnisse oder andauernde psychische Belastungen schlagen sich auf den Magen. Er wird zu einer Art Schauplatz des Gefühlskrieges – zwischen eigenen Bedürfnissen, den Anforderungen der Umwelt, unverarbeiteten Ängsten und dem Zorn auf die Ohnmacht und Unfähigkeit, sich zu befreien.

Die innere Haltung des Magens ist auf Zuwendung und Verwöhnung ausgerichtet. Der Magen will damit „gefüttert" werden. Wird dieses Bedürfnis fortdauernd übergangen, ohne dass der Betroffene sich seine Enttäuschung und seinen Zorn eingesteht, kommt es zu (Magen-)Verstimmungen.

Das grundlegende Bedürfnis des Menschen ist es, genügend Liebe und Geborgenheit zu erfahren, um dadurch die Urangst, die existenzielle Todesangst, zu überwinden. Natürlich wirkt dieser Hintergrund zu gewissen Teilen auf alle Krankheitsbilder

Zu Beginn unseres Leben, in jener Phase, in der wir an der Mutterbrust gestillt werden, gehen jedoch Liebe, Zuneigung und Nähe wirklich durch den Magen – es besteht also ein unmittelbarer Zusammenhang zwischen diesem Organ und den Gefühlen der Geborgenheit, des Getragen- und Verwöhntwerdens. Auch viele Gewichtsprobleme haben damit zu tun, den Liebeshunger durch Essen stillen zu wollen.

Unter den von Magenkrankheiten Betroffenen finden sich, analog zu den Grundaspekten des Magens, zwei völlig unterschiedliche Persönlichkeitstypen:

1. **Der regressive Typ** hat ein starkes Bedürfnis nach Zuwendung und ist dementsprechend fordernd, bleibt dabei aber abwartend und passiv. Er will bekommen, nicht geben. Er will aufnehmen, will mehr und mehr Liebe einsaugen. Dadurch gerät er oft in Abhängigkeiten und wird von seinen Partnern als anstrengend und zehrend empfunden oder als unterschwellig bedrohlich, ohne dass die Bedrohung jedoch genau geortet werden kann.

2. **Der aggressive Typ** ist zuweilen hyperaktiv, leistungsorientiert und ehrgeizig. Er kompensiert sein eigentliches Bedürfnis nach Nähe durch ein ständiges Vortäuschen von Unabhängigkeit und Stärke. Er glaubt, niemanden zu brauchen und nur durch seine innere Einsamkeit stark zu sein, nimmt eine permanent aggressive Grundhaltung ein und zeigt deutliche Kontrolltendenzen. Partner oder Kollegen fühlen sich oft beobachtet, mit Vorwürfen konfrontiert oder überfordert bzw. gar bedroht.

Der Magen ist auch der physische Ort des Urteilsvermögens. Er muss darüber entscheiden, welche Nahrung für uns gesund und welche gefährlich ist. Wer in seiner Kindheit zu häufig oder nachdrücklich be- und verurteilt wurde und dieses Verhalten schließlich in seine eigenen Beziehungssysteme übernommen hat, „spritzt" durch sein kritisches Verhalten „immer wieder Gift". Die Magensäure ist dann die physische Entsprechung des verbalen Giftes.

☯ Herzensfragen

Nehmen Sie bitte wieder einen Schreibstift und Ihr Arbeitsheft zur Hand:

- Sind Sie gezwungen, etwas gegen Ihren wahren Willen aufzunehmen?
- Müssen Sie gegen Ihre Überzeugung handeln?
- Wer oder was zwingt Sie in Wahrheit dazu?
- Sind Sie schnell sauer, gereizt oder zum Kampf bereit?
- Verspüren Sie eher stillen Groll und Bitterkeit?
- Verurteilen, kritisieren, überfordern Sie andere?
- Handelt es sich dabei um gewohnte Schutzsysteme?
- Was ist Ihr Urbedürfnis und wodurch könnten Sie es wirklich befriedigen?
- Welchen Konflikt in Ihrem Leben wollen Sie nicht wahrhaben?
- Könnte es sein, dass Sie diesen Konflikt schon längst bearbeiten und behandeln sollten?

☙ Heilungsansätze

Ziehen Sie eine Grenze zwischen sich und Ihrer Umwelt!

Das Bedürfnis, Leben in sich aufzunehmen, öffnet Ihre Sinne immer wieder für Einflüsse von außen. Das ist natürlich und gut, doch sollten Sie alle Einflüsse durch den Filter einer wachen Beobachtung prüfen.

„Zerkauen" Sie erst einmal alles gründlich, bevor Sie es „schlucken". Klären Sie, was Ihnen guttut und was Ihnen schadet. Schonen Sie sich vor negativen Einflüssen, nicht alles ist Ihr Thema. Ziehen Sie eine Grenze zwischen Ihrem Selbst und der Welt draußen. Schützen Sie Ihren Innenraum. Entziehen Sie

allem, was Ihnen nicht bekommt, die Aufmerksamkeit. Wenden Sie sich zwischendurch ab und widmen Sie sich erfreulichen Dingen und Menschen. Sie können andere nicht ändern, es steht Ihnen gar nicht zu – schon gar nicht durch eine permanent aggressive oder fordernde Grundhaltung.

Sie können nur sich selbst ändern und andere durch Ihr positives Handeln und Fühlen anstecken. Sobald Ihr Gefühlshaushalt neu aufgebaut ist, schaffen Sie es bestimmt auch wieder, Menschen zu begegnen, die alte Schmerzen in Ihnen wachgerufen haben – doch dann mit einer Haltung stabiler Lebensfreude.

Machen Sie sich verletzbar!

Suchen Sie Ihren Vertrauensmenschen auf und sprechen Sie ausführlich über Ihre wahren Bedürfnisse, Ihre Schwächen, Ängste und Ihre Ohnmacht. Der Vorgang des Aussprechens ist ein körperlicher Ausdrucksprozess auf verbaler Ebene. Durch die entsprechende Schwingung der Stimme und die Rhythmik der Sprache wird die Vibration Ihrer Gefühlsmoleküle und Rezeptoren angeregt und verändert.
Versuchen Sie, alle wahren Gefühle möglichst genau zu benennen. Je besser Ihnen das gelingt, desto nachhaltiger spülen Sie giftige Substanzen aus dem Körper. Ehrliche Worte, die den Kern einer blockierten Emotion treffen, verändern tatsächlich die Biochemie und reinigen gewissermaßen den Hormonhaushalt.

Es sollte Ihnen irgendwann möglich sein, Ihre Wahrheit den meisten Menschen gegenüber zu bekunden – ohne dabei aber jemandem die Zeit zu stehlen oder jemanden für Ihre Bedürfnisse zu missbrauchen. Vor allem nicht Ihren Vertrauensmenschen. Versichern Sie sich stets der freien Bereitschaft eines Gesprächspartners, Ihnen gerade zu dieser Zeit auch wirklich zuhören zu wollen und zu können.

Lassen Sie Angriffe durch sich hindurch!

Phantasiebilder und symbolhafte Geschichten können uns manchmal dabei helfen, Gefühle und Handlungen zu lenken: Stellen Sie sich vor, ein Zornpfeil kommt auf Sie zugeflogen. Sein Ziel ist Ihr Herz. Nun öffnen Sie Ihr Herz und lassen den Pfeil einfach durchfliegen. Er bleibt hinter Ihnen in der Wand stecken. Sie ziehen den Pfeil aus der Wand und geben ihn dem Schützen zurück. Dabei sagen Sie: „Wenn ich etwas getan habe, dass dich so erzürnt, tut es mir leid. Sag mir doch, wie ich mich bessern kann."

Verzeihen Sie, denn: Sie können die Rose nicht zwingen, schneller zu wachsen.

Verzeihen ist eine aktive, geistige und emotionale Handlung. Es ist ein erstklassiger Selbstschutz, weil es zu positiveren Gefühlen für andere Menschen und sich selbst führt.

Um zu verzeihen, müssen Sie hinter die Oberfläche eines Menschen blicken. Lernen Sie zu verstehen, dass jede negative Äußerung in Wahrheit einer Kränkung oder Verletzung entspringt. Sehen Sie nicht so sehr Dummheit, Eigensucht oder Machtgier der anderen, sondern die dahinterliegenden Schwächen und Ängste. Üben Sie Mitgefühl. Verzeihen Sie anderen ihre Fehler – wenigstens zum Schutz Ihrer eigenen Gesundheit.

Die Welt wächst nur, so schnell sie kann und darf. Jede einseitige Forcierung hemmt oder verlangsamt natürliche Entwicklungsprozesse, da sie andere, ergänzende Kräfte unterdrückt. Man kann die Rose nicht zwingen, schneller zu wachsen, man kann nur gute Umstände für ihr Gedeihen schaffen und sich liebevoll um sie kümmern.

Jede Aggression baut aggressive Zustände in Ihrem Magen und Ihrem gesamten GGK-Netzwerk auf. So schlägt Ihre Aggression zugleich auch immer gegen Sie selbst aus.

Schlucken Sie Zeolith!

An dieser Stelle möchte ich ausnahmsweise eine Empfehlung aussprechen – für ein Naturprodukt, das unser Gefühlssystem und die Magen-Darm-Funktionen positiv beeinflusst: Zeolith, ein fein gemahlenes Vulkangestein.

Dieses Steinpulver erhält man in Apotheken, es kann aber auch bequem online bestellt werden. Man rührt eine geringe Messmenge davon in Wasser ein und nimmt die milde, sandig schmeckende Flüssigkeit zwei- bis dreimal täglich zu sich. Dieser Stein des Lebens ist nicht nur ein Meister der Entgiftung, der unseren gesamten Körper von Umweltgiften befreit, er gleicht auch bereits nach wenigen Tagen den Säure-Basen-Haushalt aus. Zeolith senkt dadurch den Stresspegel und wirkt zusätzlich beruhigend und ausgleichend auf den Gefühlshaushalt. Es stellt somit eine hilfreiche Ergänzung zu allen anderen erläuterten Maßnahmen dar.

6 • Darmprobleme

Den Darm, seine Funktionen und vor allem seine Produkte finden wir in zahlreichen umgangssprachlichen Schimpfwörtern und Redewendungen: Wenn jemand Angst hat, so hat er „Schiss" oder „die Hose voll". Wir fluchen „Scheiße!", wenn ein Zorn endlich sichtbar wird. Wir wollen Menschen, die uns wie Sklaven behandeln, vielleicht „auf den Kopf scheißen". Wir wünschen uns einen „Geldscheißer" oder den berühmten Esel, der „Gold scheißt". Wir stoßen immer wieder auf „Schleimscheißer" oder „Arschkriecher". Wenn's uns reicht, dann „scheißen" wir schließlich auf eine Sache. Und obwohl wir nicht tatsächlich wollen, dass uns jemand „am Arsch leckt", demonstrieren wir mit dieser Aussage auf derbe Art unsere Macht und erniedrigenden Absichten.

Allein aus diesen so häufig zitierten Redewendungen geht hervor, dass die Funktionsweise des Darms etwas mit Macht, Aggression und Angst zu tun haben muss oder: mit deren Unterdrückung.

Auffällig ist, dass über den Darm und über seine Produkte einerseits verschämt geschwiegen wird, dass man aber andererseits lauthals mit entsprechenden Ausdrücken durch die Gegend wirft.

Auf psychischer Ebene steht der Darm im Zentrum emotionaler Machtspiele.

Informationen

Der Darm ist ein weiterer Ort der Verdauung. Hier wird die Nahrung mit Verdauungssäften durchmischt, zersetzt und verflüssigt, damit die Nährstoffe durch die Darmwand ins Blut gelangen können. Unverdauliche Stoffe werden als Kot ausgeschieden.

Im Dünndarm findet die eigentliche Verdauung statt. Die Nahrung wird durch Aufspaltung in ihre Einzelbestandteile zerlegt (Analyse und Assimilation). Im Dickdarm ist die Verdauung weitestgehend beendet. Dem Rest der Nahrung wird nun noch das verbliebene Wasser entzogen. Das vor allem dem Dickdarm zugeordnete Symptom ist die Verstopfung. Das eher dem Dünndarmbereich zugehörige Symptom ist der Durchfall.

Bei der Verstopfung kommt es zu einer verzögerten und erschwerten Darmentleerung. Ursache ist eine verminderte Darmperistaltik, ausgelöst durch motorische oder funktionelle Störungen. Beteiligt sind auch verspannte innere Beckenboden- und Schließmuskeln sowie vegetativ gesteuerte Darmabschnitte. Durch die verlangsamte Darmperistaltik bleibt der zur Ausscheidung vorgesehene Kot zu lange im Dickdarm liegen, wodurch zu viel Wasser entzogen wird. Der Kot ist dann klein, hart und trocken.

Beim Durchfall (Diarrhöe) liegt eine überaktive Darmbewegung (Hyperperistaltik) vor. Dem Nahrungsbrei wird vorwiegend im Dünndarm nicht mehr ausreichend Wasser entzogen und durch eine zusätzliche Schleimabsonderung kommt es zu einer weiteren Verdünnung. So wird die Dünn- und Dickdarmpassage der Nahrung über die Maßen beschleunigt. Der Körper verliert den zuweilen unverdauten Nahrungsbrei sowie große Mengen an Wasser.

❦ Symptome

Die unmittelbaren Symptome von Durchfall und Verstopfung sind allgemein bekannt und müssen nicht weiter erläutert werden. Treten sie über lange Zeiträume hinweg nur vereinzelt auf, so besteht kein direkter Anlass zur Besorgnis. Als Hinweis für Fehlhaltungen des Gefühlslebens liefern sie aber in jedem Fall wertvolle Hinweise.

Neben Persönlichkeits- und Gefühlsaspekten können organische Erkrankungen oder Begleitumstände als Auslöser fungieren: Viruserkrankungen, bakterielle Infektionen, Entzündungen, Analfissuren oder Hämorrhoiden, aber auch die Einnahme von Medikamenten. Falsche Ernährung oder zu wenig Bewegung sind ebenso mögliche Auslöser von Darmproblemen.

Neben den bekannten Symptomen findet sich eine Reihe von begleitenden Allgemeinbeschwerden. Häufig wird über Kopfschmerzen, Erschöpfung oder Konzentrationsschwäche geklagt. Ziehende Bauchschmerzen treten bei Durchfall, Völlegefühl und Übelkeit und oft auch bei Verstopfung auf. Eine depressive Grundstimmung kann den Krankheitsverlauf begleiten, aber auch auslösen.

Bei einer Verstopfung besteht oft die falsche Vorstellung, im Körper verbliebene Ausscheidungsprodukte könnten möglicherweise eine vergiftende Wirkung haben.

Aus dieser Phantasie über eine ungenügende Darmreinigung neigen Betroffene dann zum Missbrauch von Abführmitteln.

Durchfall und Verstopfung sind äußerst sensible Erkrankungen, über die man selten bis gar nicht spricht. Ihnen haftet das aus der Perfektionsgesellschaft verbannte Unreine an. Man zieht sich zur Ausscheidung darum auch an einen intimen und verschlossenen Ort zurück. Durchfall und Verstopfung haben insgesamt mit gut behüteten Gefühlsgeheimnissen zu tun.

❧ Persönlichkeitsbild und Gefühlshaushalt

Der emotionale Aspekt des Darms dreht sich um das Machtgefühl. Schon beim Kleinkind kann das Machtspiel mit dem Kot beginnen. Wird das Kind zu früh oder zu heftig zur Ausscheidung auf dem Topf (zum Reinwerden) gedrängt, verweigert es sich und behält sein kostbares Produkt für sich.

Es fühlt sich ohnmächtig gegenüber den Erwachsenen und holt sich so seine Macht zurück. Übermäßiges Drängen der Eltern kann dadurch bereits in früher Kindheit den Grundstein für spätere Darmprobleme legen.

Insgesamt begegnen wir Darmproblemen bei Erwachsenen oft im Zusammenhang mit Machtkämpfen, dem Gefühl der Ohnmacht oder der Angst bzw. dem Gefühl, den Erwartungen eines Mächtigeren nicht zu genügen – also im Zusammenhang mit Versagensangst und damit dem Verlust der Selbstbemächtigung. Dazu gesellen sich die Angst vor Liebesentzug, verhaltene, unterschwellige Aggressionen oder Resignation sowie der Anspruch an die eigene Perfektion.

Von häufigem Durchfall betroffene Menschen streben nach Anerkennung und Würdigung ihrer oft mit großem Einsatz erbrachten Leistungen. Dabei besteht jedoch ein latentes Bewusstsein über die eigene Schwäche sowie die Furcht vor Überforderung. Diese Menschen leiden unter Versagensängsten. Sie leben in ohnmächtigen Abhängigkeitsverhältnissen zu Objekten (zum Beispiel Geld, Statussymbolen) oder zu Menschen (zum Beispiel dominanten Persönlichkeiten). Sie empfinden ein starkes Bedürfnis, zu schenken und etwas wiedergutzumachen. Die Angst vor dem Verlust des Arbeitsplatzes, vor schulischem Versagen oder vor Trennungen, d. h. die Angst, auf sich selbst gestellt zu sein, fungiert oft als Auslöser für Durchfall.

Bei einer Verstopfung kann der Mensch nichts mehr hergeben. Er muss alles bei sich behalten. Verstopfung zeigt sich eher bei depressiven, scheinbar ruhigen Menschen. In ihrem Inneren herrschen große Spannungen zwischen Geben und Nehmen, zwischen Hingabe und Aufopferung. Sie sind tendenziell kontaktgehemmt, erleben sich als schwach, sind jedoch gutmütig und neigen dazu, das letzte Hemd herzugeben. Damit haben sie jedoch schlechte Erfahrungen gemacht und gleichen dies durch Zurückhaltung aus: „Mir gibt nie einer etwas, also gebe ich jetzt auch nichts mehr." Da dieses

Bedürfnis jedoch nicht gelebt und gezeigt werden darf, zeigt es sich in Form von Verstopfung.

Frauen neigen weitaus häufiger zur Verstopfungen als Männer. Das liegt an der noch weit verbreiteten, oft anerzogenen Opferbereitschaft vieler Frauen. Ihre soziale Rolle als Ehefrau und Mutter führt zunächst zur Aufopferung, bald aber fühlen sie sich in dieser Rolle ausgenutzt und verschließen sich innerlich. Nicht selten führt das auch zu Blockaden im Sexualleben.

Sie wünschen sich, die aufgestauten Gefühle der Ohnmacht und des Zorns herauszulassen, befürchten aber böse Folgen. Sie haben Angst davor, die eigene Wut zu zeigen, um nicht noch schlimmer bestraft zu werden.

☯ Herzensfragen

Nehmen Sie bitte wieder einen Schreibstift und Ihr Arbeitsheft zur Hand:

- Folgen Sie Ihren eigenen Regeln?
- Ist Ihre Aufopferung wirklich Ihre Pflicht?
- Erkennen Sie sich selbst an?
- Haben Sie Furcht vor Ihrer eigenen Stärke und Macht?
- Wen oder was haben Sie in Wahrheit zu verlieren?
- Was würden Sie aus Ihrem Leben machen, wenn Sie sich und anderen nichts beweisen müssten?
- Warum dürfen Sie sich nicht in Ihrer ganzen Größe zeigen?
- Wie alt ist die Furcht davor, Ihr wahres Inneres zu zeigen?
- Wie alt sind Sie heute und ist diese Furcht demnach noch berechtigt oder ein Muster aus Kindertagen?

🌱 Heilungsansätze

Seien Sie Ihr eigener Herr und Meister, Ihre eigene Herrin und Meisterin!

Solange wir Anerkennung und Lob von anderen Menschen anstreben, bleiben wir Sklaven und ohnmächtig. Dadurch können wir nie zu unserer ganzen Kraft vordringen und erhalten demnach auch selten die ersehnte Anerkennung.

Sagen Sie sich jeden Morgen, im Rahmen Ihrer täglichen Übungseinheit, gut fünfmal innig und intensiv den Satz: „Ich bin mein(e) eigene(r) Herr(in)! Ich bin mein(e) eigene(r) Meister(in)!"

Werden Sie sich Ihrer eigentlichen Kraft bewusst. Auch Ihr Partner oder Vorgesetzter braucht Sie und ist auf gewisse Weise abhängig von Ihnen. So schlimm kann die Situation gar nicht werden, auch wenn Sie sich ein Schreckensszenario ausmalen. Sie halten das heute als Erwachsener ganz gewiss aus. Nur jene Teile Ihrer Persönlichkeit, die noch im kindlichen Verhalten feststecken, fürchten sich. Dieses „innere Kind" sehnt sich aber in Wahrheit vor allem nach Ihrer erwachsenen Stärke und Führungskraft. Die Macht über sich selbst steht Ihnen ebenso zu und zur Verfügung wie jedem anderen.

Sollte allerdings eine Bedrohung tatsächlich mit physischer Gewalt einhergehen, dann verlassen Sie den Schauplatz schnell und entschieden. Keine Partnerschaft darf mehr wert sein, als Sie sich selbst.

Erlösen Sie weiterhin Ihre Ängste!

Die Angst als Uremotion wurde in diesem Buch schon viele Male erwähnt. Wir wissen bereits, dass Angst immer unsere Würdigung braucht und nicht einfach gelöscht werden kann, sondern geäußert und getragen werden muss, um dann nach und nach von leichteren Gefühlen überschrieben werden zu können.

Hier noch weitere Impulse: Betrachten Sie den Angstauslöser aus einer anderen Perspektive. Wir erleben weder eine Kriegszeit noch eine Hungersnot. Zahlreiche Möglichkeiten zur Aus- und Weiterbildung stehen zur Verfügung. Es gibt erschwingliche, teils geförderte Therapien und Beratungsstellen. Suchen Sie sich Unterstützung. Allein können Sie keine neue Perspektive entwickeln. Dazu brauchen Sie die Erfahrungen, Ansichten oder das professionelle Wissen und Können anderer.

Geben Sie sich Schutz und Geborgenheit!

Schaffen Sie eine warme Atmosphäre mit beruhigender Musik, guten Gerüchen und schönen Anblicken. Zeigen Sie Ihren Sinnen und Ihrem GGK-Netzwerk, dass Sie beschützt sind und sich nicht fürchten müssen. Legen Sie sich seitlich auf Ihr Bett, ziehen Sie Ihre Knie zum Kinn und umarmen Sie sich selbst. Verweilen Sie in dieser Haltung und atmen Sie ruhig. Dabei könnte Ihnen eine neue, selbstbestimmte Geborgenheit begegnen.

Da jeder Eindruck von außen auf chemischer Ebene Reaktionen hervorruft, führen auch solche Handlungen zu den bereits mehrfach erwähnten biochemisch positiven Gewöhnungseffekten.

Üben Sie, zu geben und zu nehmen!

Halten Sie sich an die einfache Faustregel: Für alles, was Sie geben, dürfen Sie auch etwas bekommen und nehmen. Geben und Nehmen müssen im Gleichgewicht sein. Dieses Prinzip enthält die

Dynamik von Aktion und Reaktion, von Fluss und Rückfluss. Allzu große Abweichungen entsprechen nicht dem natürlichen und gerechten Maß des Ausgleichs. Sie führen auf allen Ebenen schnell zu „Verstimmungen".

Lassen Sie es laufen! Scheiß drauf! Fuck it!

Lernen Sie, manchmal nicht perfekt zu sein. Auch Sie dürfen sich Fehler leisten.

Mehr noch: Üben Sie täglich, ein bisschen nachlässiger zu sein.

Sie werden merken, dass Ihr Leben weiterhin gelingt und das mit erheblich weniger Mühe. Ein Sprichwort sagt: Es gibt keine Schönheit ohne Fehler.

Die Natur strebt nicht nach Perfektion, weil sie in ständigem Wachstum begriffen ist. Perfektion aber ist das Ende des Wachstums und damit der Entwicklung. Perfektion wird niemals existieren. Wir haben zu wachsen, das ist der ureigenste Auftrag des Lebens an uns. Und wachsen können wir allein durch Fehler, denn nur sie zeigen uns, was fehlt.

Lassen Sie die Dinge einfach mal laufen. Und – verzeihen Sie die Ausdrücke: Scheißen Sie mal drauf! Fuck it!

7 • Übergewicht

Von Übergewicht spricht man, wenn das Normgewicht eines Menschen um rund zehn Prozent überschritten wird, wobei man erst ab einer Überschreitung von rund 20 Prozent tatsächlich von einer Erkrankung spricht.

Übergewicht bleibt bis zu einem gewissen Grad den Vorgaben der Schönheitsideale einer Gesellschaftsform überlassen und ist vielerorts Anschauungssache. In anderen Epochen galten deutliche Rundungen als besonders schön, erotisch oder auch als Zeichen für Wohlstand.

Siddharta Gautama, der Buddha und Religionsstifter des Buddhismus, wird beispielsweise oft mit einem großen Kugelbauch dargestellt, was die Ausdehnung seines Sonnengeflechts, des Nerven- und Energiezentrums unter dem ersten Rippenbogen, zeigen soll.

Ein anderer Aspekt des Bauches und der weichen Rundungen ist die Assoziation mit dem Mütterlichen, das für Güte und Geborgenheit steht.

Das herrschende Schönheitsideal unserer Leistungsgesellschaft schlägt jedoch in eine ganz andere Richtung aus: Wer von uns musste sich noch nicht mit der Thematik eines zu großen Bauches oder anderer Körperteile mit zu vielen Fettzellen auseinandersetzen? Der Mensch der Gegenwart ist ewig jung, schlank, agil und fit – was ganz den enormen Leistungserwartungen entspricht.

Es sind nicht nur die unmittelbar gesundheitsgefährdenden Aspekte des Übergewichts, die das Thema für uns bedeutend machen, vielmehr ist es der emotionale Aspekt. Übergewicht hat, seinem innersten Wesen nach, vor allem mit einem Gefühl zu tun: Es ist der Hunger nach Liebe, der durch Nahrung gestillt werden soll.

❧ Informationen

Bei Übergewicht kommt es zu einer deutlichen Vermehrung und Bildung von Fettgewebe. Bestimmte Körperregionen sind zumeist stärker betroffen als andere: Bauch, Hüften, Arme und Oberschenkel. Wird das Normalgewicht um mehr als 15 Prozent überschritten, spricht man von beginnender Fettsucht (Adipositas). Unabhängig von Schönheitsidealen bergen Übergewicht und vor allem Fettsucht die Gefahr von Folgeerkrankungen wie Diabetes, erhöhten Blutfettwerten (und dadurch bedingte Herz-Kreislauf-Erkrankungen wie Bluthochdruck), Gefäßverkalkungen (Arteriosklerose – vor allem der Herzkranzgefäße und ein dadurch erhöhtes Herzinfarktrisiko) oder Hirnarteriosklerose (und ein dadurch erhöhtes Schlaganfallrisiko).

Von exogener Fettsucht spricht man, wenn Übergewicht als Folge von Überfütterung – zum Beispiel übermäßige Nahrungszufuhr durch die Eltern – entsteht. Als endogene Fettsucht bezeichnet man die persönlichkeitsbedingte übermäßige Nahrungsaufnahme.

Durch die übersteigerte Nahrungsaufnahme kommt es zu einer Ausdehnung des Magens, der dann immer größere Mengen an Nahrung aufnehmen kann. Um eine Schrumpfung des Magens einzuleiten, beginnen deshalb manche Diäten mit relativen „Nulltagen", in denen möglichst wenig Nahrung aufgenommen wird.

Die meisten Diäten bieten jedoch nur kurzfristig Hilfestellung, da die eigentliche Ursache der übersteigerten Nahrungsaufnahme nicht behoben wird. Es kommt häufig zum sogenannten Jo-Jo-Effekt – und man hat wenige Wochen nach der Diät plötzlich mehr Gewicht als davor.

❦ Symptome

Die Symptome des Übergewichts sind leider hinlänglich bekannt. Weit über 50 Prozent aller in Europa lebenden Menschen kennen „genaue Darstellungen der Vermehrung von Fettgewebe" durch den morgendlichen Blick in den Badezimmerspiegel. Und sie kennen den Kampf gegen diese Symptome.

Die Betroffenen nehmen eine Fettsucht oft als quälend wahr. Sie empfinden auch Scham und Abscheu gegen ihr Sucht- und Abhängigkeitsverhalten. Da fettsüchtige Menschen tatsächlich von der Droge Essen abhängig sind, nehmen sie selten medizinische Hilfe in Anspruch, um ihre Sucht behandeln zu lassen.

Mit der Fettsucht gehen zudem andere Symptome einher: Mattigkeit, Antriebslosigkeit, soziale Isolation, Einsamkeit und Depression. Der Körper wird als Last empfunden, Schuldgefühle und Scham prägen den Alltag.

Übermäßiges Essen übernimmt eine dermaßen essentielle Ersatzfunktion, dass jeder Verzicht als persönlicher Verlust erlebt wird. Auch wenn es niemals das grundlegende Problem lösen, noch den wahren Mangel ausgleichen kann, fällt eine Änderung dieser Haltung sehr schwer.

❦ Persönlichkeitsbild und Gefühlshaushalt

Allgemeine Verstimmungen, Langeweile, Ärger, unterdrückte Ängste oder Zorn, die Furcht vor dem Alleinsein und Leeregefühle können Anlass zu triebhaftem Essen geben.

Essen hat die Bedeutung einer Ersatzbefriedigung. Es wird zum Symbol von Liebe und Geborgenheit, die ich mir selbst zuführen kann. Gerade der Aspekt – sich selbst etwas geben – ist von Bedeutung: Die häufigsten Liebesersatz-Nahrungsmittel sind oft weich, süß oder können mit den Fingern zum und in den Mund geführt werden.

Manchen Betroffenen wurden von Kindheit an bei Schmerzen, Krankheit oder Verlusten Süßigkeiten als Trost angeboten. Dies hat frühzeitig zu einem Gewöhnungseffekt geführt. Andere Auslöser sind harte und frustrierende Lebenssituationen innerhalb der Familie: Das Essen hat dadurch für Eltern und Kinder eine ausgleichende Funktion. Fettleibigkeit ist dann ein Problem der ganzen Familie.

Unter den Betroffenen finden sich häufig antriebs- und kontaktgehemmte Menschen. Zwar können sie nach außen hin als humorvoll und fröhlich erscheinen, doch ihr Innenleben ist von einer sogenannten larvierten (maskierten) Depression bestimmt. Starke Stimmungsschwankungen treten dann vor allem in Phasen des Alleinseins auf.

Es gibt eine Reihe nie geäußerter Vorwürfe bei Übergewicht: „Ich werde euch niemals verzeihen. Echte Liebe habe ich niemals bekommen, jetzt kann ich auf eure Unterstützung verzichten. Als ich euch brauchte, habt ihr mir nicht geholfen. Ich lasse euch nicht an mich heran."

Aus all diesen Worten sprechen das übergroße Bedürfnis nach echter, uneigennütziger Liebe und die starke Kränkung durch den Liebesentzug. Diese Liebe wurde nie zur Genüge erfahren. Der Liebeshunger soll nun durch die Nahrungsaufnahme gestillt werden und das große Gefühlsloch stopfen.

Die dem Kind entgegengebrachte Liebe bildet den Grundstock für das weitere Selbstvertrauen und das Vertrauen zum Leben. Nur diese erste, frühe Liebe gleicht die mächtige Dynamik der Überlebensangst aus.

Entwickelt sich anstelle des Selbstvertrauens ein Misstrauen, bleibt die Lust am Leben verwehrt, denn das Leben darf nie

„gekostet" werden: Die Gefahr der wiederholten Ablehnung ist zu beängstigend.

☯ Herzensfragen

Nehmen Sie bitte wieder einen Schreibstift und Ihr Arbeitsheft zur Hand:

- Haben Sie in Ihrer Kindheit ausreichend Nestwärme und Liebe erfahren?
- Wo könnten Sie diese Liebe nachholen?
- Suchen Sie ausreichend oft die Gesellschaft von Menschen, die sich Ihnen in Liebe und Vertrauen zuwenden?
- Was könnte Ihnen, außer zu essen, noch größere Lust am Leben bereiten?
- Welches Hobby, welcher Traum könnte Sie nähren?
- Könnten Sie sich beispielsweise vorstellen, so richtig in eine Aufgabe, ein Hobby, ein soziales Anliegen „hineinzubeißen"?
- Wonach sehnen Sie sich in Wahrheit?
- Haben Sie schon an Gruppentreffen mit anderen Betroffenen gedacht?
- Könnten Sie dort vielleicht Freunde oder sogar eine Liebe finden, um sich gegenseitig das zu schenken, wonach Ihre Gefühlskörper tatsächlich schreien?

♪ Heilungsansätze

Sie müssen nicht essen, um sich geliebt und wertvoll zu fühlen!

Übermäßiges Verlangen nach Essen entspringt größtenteils der kindlichen Erfahrung, sich Liebe und Sicherheit selbst zuführen zu können. Denn die Liebe gleicht unsere Überlebensangst aus. Sie haben gelernt, Ihre Angst durch eigene Nahrungszufuhr zu überwinden und dadurch auch Ihr Selbstwertgefühl aufzubauen. Das haben Sie dann viele Jahre lang täglich wiederholt und geübt. Dadurch fällt es auch so schwer, davon loszukommen. Es braucht die tägliche Wiederholung und Zufuhr einer neuen, der eigentlich ersehnten Nahrung: Liebe. Beginnen Sie damit oder fahren Sie damit fort, täglich an Ihrer Eigenliebe zu arbeiten (wie weiter vorne im Buch bereits beschrieben).

Täglich ein Quäntchen mehr Eigenliebe!

Alte Erfahrungen und Handlungsweisen können in täglichen, steten Schritten „überschrieben" werden. Das betrifft Ihre Gedanken, die Art und Weise, sich selbst zu betrachten, Ihre Gefühle und auch Ihre Körperhaltung.

Sagen Sie sich täglich: „Ich bin wertvoll, liebenswert und geborgen in meiner Liebe."

Betrachten Sie sich im Spiegel und denken Sie: „Ich bin schön. Ich bin groß. Ich habe Kraft."

Fühlen Sie mithilfe der bereits erlernten Techniken täglich etwas mehr Freude, Ruhe und Selbstsicherheit.

Richten Sie sich in Ihrer ganzen Größe auf und verbringen Sie Ihre Tage in dieser aufrechten Haltung, ob Sie stehen, sitzen oder gehen.

Es braucht zwar einige Wochen, bis sich der Erfolg einstellt, aber bald schon wird Ihr übermäßiger Hunger von innen heraus gestillt sein.

Ihre Fettpölsterchen sind sexy!

Betrachten Sie Ihre Fettpölsterchen einmal aus der Perspektive von Schönheit und Erotik. Moderne Gesellschaftsformen sind weltweit schon seit längerem drauf und dran, das alte, fettfreie Schönheitsideal zu kippen. Bald schon sind endlich wieder die Dicken dran. Spätestens dann haben Sie die Nase vorn. Und den Bauch.

Aber bis es so weit ist: Finden Sie Gefallen an Ihren Rundungen. Sie sind schön, erotisch, sexy. Wissen Sie das zu schätzen. Viele Menschen sind auf der Suche nach stärker gebauten Partnern. Gehen Sie hinaus und lassen Sie sich finden.

Schämen sollen sich andere!

Schlecht ist nur, wer schlecht denkt, sagt ein Sprichwort. Wenn andere so verblendet sind, Ihre Schönheit nicht zu erkennen, weil sie selbst verzweifelt alten Schönheitsidealen hinterherjagen, so ist das nicht Ihre Schuld. Wenn jemand schlecht über Sie denkt, so steckt er offensichtlich selbst im Mangel und versucht, sich mit Kritik und Verurteilung anderer daraus zu befreien. Aber all das betrifft nicht Sie!

Treten Sie selbstbewusst auf. Verbringen Sie täglich genug Zeit vor dem Spiegel, um sich ausführlich zu bewundern und mit Liebe und Aufmerksamkeit zu versorgen.

Kosten Sie mehr Leben und Lebensfreude!

Springen Sie ins Leben hinein. Gehen Sie aus, gehen Sie wieder tanzen und genießen Sie das Leben. Suchen Sie sich noch andere lustvolle Betätigungen: Kunst, Sport (ja, auch Sport und Kunst können lustvoll sein), Reisen etc.

Viel Hunger bedeutet auch: viel Hunger nach Leben! Gehen Sie auf das Leben zu, wo immer es sich Ihnen bietet, anstatt Ihren Lebenshunger mit Nahrung zu befriedigen.

Öffnen Sie all Ihre Sinne. Nehmen Sie jeden Tag so viel Neues auf wie möglich. Greifen Sie voll ins Leben und gehen Sie aufs Ganze. Die große Kraft in Ihrem Inneren wartet darauf, sich im Leben zu verwirklichen.

Dazu eine kleine persönliche Geschichte: Vor vielen Jahren plagte mich ein viel zu runder Bauch. Als Schauspieler durfte ich damals einen jungen, cholerischen König spielen – und der musste natürlich auch einen ordentlichen Bauch haben.

Nach einer sehr lauten, durchbrüllten Probe – denn der junge König reagierte beim kleinsten Anlass cholerisch – saß ich in der Garderobe und betrachtete meinen nackten Bauch im Spiegel. Und plötzlich konnte ich ihn zum ersten Mal akzeptieren: Mit den Kraftausbrüchen des jungen Königs kam auch meine ganze Lebenskraft zum Vorschein. Ich hatte zum ersten Mal das Gefühl: „So groß bin ich also. Das hat doch etwas. Schau mal einer an."

In den darauffolgenden vier Monaten habe ich über 15 Kilo abgenommen – und das ohne besonders große Anstrengung.

Auch meine eigene Erfahrung hat mir gezeigt, dass der Weg aus dem Übergewicht über das „Zu-sich-stehen-Lernen" und damit die Liebe zu sich selbst führt.

8 • Schlafstörungen und Stress

Schlaf ist eine natürliche Bewusstseinsveränderung, ein Zustand, in dem wir rund ein Drittel unseres Lebens verbringen. Während des Tiefschlafes sind tiefschwingende Deltawellen im Gehirn aktiv, wohingegen bewusste Wahrnehmung und jegliche Handlungsaktivität inaktiv sind – Körper, Herz und Geist erneuern sich. Für manche Menschen ist Schlaf die schönste Sache der Welt, für andere ein notwendiges Übel. Tatsächlich müssen wir schlafen. Studien mit Versuchspersonen haben ergeben, dass Menschen bereits nach rund 38 Stunden ohne Schlaf zu halluzinieren beginnen. Die Träume des Schlafes werden gewissermaßen in den Wachzustand verlagert: Der Mensch kann dann die Realität nicht mehr vom Traum unterscheiden. Er verliert in Folge sein Bewusstsein, wird ohnmächtig oder kann, bei extremem Schlafentzug, sogar sterben.

Wir brauchen den Schlaf zum Überleben. Man nimmt zwar an, dass der rhythmische Wechsel zwischen Wachen und Schlafen entwicklungsgeschichtlich mit Überlebensvorteilen verbunden war, doch hat die Wissenschaft bis heute keine eindeutige Erklärung dafür, warum wir schlafen. Die einfachste und logischste ist: Die Lebenserhaltungssysteme unseres Körpers brauchen eine Pause, um Energie zu tanken.

Erwiesen ist mittlerweile, dass im Schlaf die beiden Hemisphären des Gehirns bzw. auch die tiefer liegenden Hirnregionen leichter und intensiver kommunizieren. Da wird – ganz entspannt und ohne die Belastung der ständigen Informationsflut des Tages – vieles verarbeitet, alles mit allem vernetzt und zur besseren Veranschaulichung in Symbole, sprich Träume, übersetzt. Oft ist man dann am nächsten Tag der Lösung eines Problems deutlich näher gekommen.

Wenn ein Mensch jedoch über lange Zeit in Alarmbereitschaft oder gar innerem Kriegszustand lebt, sich tagtäglich der Über-fütterung durch immer neue Informationen aussetzt, die zu einer permanenten Reizüberflutung führen, kommt es zu beeinträchti-genden Schlafstörungen.

Um ruhig einschlafen zu können, brauchen wir zudem Vertrauen und Hingabefähigkeit. Wir müssen den Tag, die Probleme, Sorgen und Fragen gewissermaßen vorübergehend loslassen, im Vertrauen auf eine Lösung im Schlaf oder am kommenden Tag.

Im deutschsprachigen Raum liegt die durchschnittliche Dauer des Nachtschlafs heute bei sechseinhalb Stunden, also bei gut einer Stunde weniger als vor 20 Jahren. Jedes zehnte Kind in Österreich hat Probleme mit dem Schlaf. Jeder fünfte Erwachsene klagt über regelmäßige Schlafstörungen und jeder zehnte gilt als behandlungs-bedürftig. Frauen leiden doppelt so oft an chronischen Schlafstö-rungen wie Männer.

85 Prozent jener Menschen, die in unserer Leistungsgesellschaft regelmäßig starkem Stress ausgesetzt sind, schlafen schlecht – die meisten davon sind sich dessen gar nicht richtig bewusst. Vielen Menschen ist der Stress als Grund für ihre Schlafstörungen jedoch bekannt – und doch ändern sie nichts. Die Ursache liegt tiefer, sie heißt: Stresssucht.

⚜ Informationen

Der gesunde Schlaf gliedert sich in rhythmische Wiederholungen verschiedener Schlaftiefen.

Diese Schlaftiefen werden in vier Intensitätsstufen unterteilt:
1. Stufe: der Dämmerzustand zwischen Wachsein und leichtem Schlaf

2. Stufe: der beginnende Tiefschlaf, der etwa eine halbe Stunde nach dem Einschlafen einsetzt
3. Stufe: der „Tiefstand" des Schlafes im Deltamodus
4. Stufe: leichtere Schlafphasen, die sogenannten REM-Phasen (Rapid Eye Movement) mit schnellen Augenbewegungen unter geschlossenen Lidern zwischen Phasen des Tiefschlafes

In den REM-Phasen findet die stärkste Traumaktivität statt. Der Blutdruck steigt, die Hirnrinde wird stärker durchblutet und die Atmung beschleunigt sich. Während sich die Körpermuskulatur maximal entspannt, werden die Geschlechtsorgane ebenso stärker durchblutet. Bei Männern – auch bei älteren Männern – kommt es zu Erektionen, bei Frauen steigt die Körpertemperatur im Genitalbereich. Dies geschieht auch, wenn die Träume keine sexuellen Inhalte haben.

Normalerweise wird der Nachtschlaf durch die Ansammlung von Ermüdungshormonen eingeleitet, die dann die Tätigkeit der Ganglienzellen des Großhirns außer Funktion setzen. Während des Schlafes werden die Ermüdungsstoffe abgebaut, die Schlaftiefe nimmt zum Morgen hin ab und beim Erwachen ist der gesunde Mensch ausgeruht.

Mittelwerte der Schlafzeiten nach Lebensalter

Neugeborene	16 Stunden
Kinder	9 Stunden
Erwachsene	7 bis 9 Stunden
Menschen über 65 Jahre	5 bis 7 Stunden

Die Steuerung des Schlafbedürfnisses hängt mit der einsetzenden Dunkelheit zusammen und wird durch die Veränderung von Tagesoder auch Kunstlicht beeinflusst. Über die Augen wird das Licht als Nervenimpuls in das Schlafzentrum des Gehirns geleitet. Dieses wirkt bei der Steuerung der Zirbeldrüse mit, die beim Dunkelwerden das Schlafhormon Melatonin ausschüttet. Taucht Melatonin in den Blutbahnen auf, wird es von den Zellen durch die Rezeptoren aufgenommen. Die Zellen im ganzen Körper wissen dann, es ist Nacht.

Bei Schlafstörungen durch anhaltenden Stress – über einige Wochen oder gar Monate hinweg – hat das Stressmolekül Cortisol bereits die Zellen verändert: Sie haben mehr Rezeptoren für Cortisol bereitgestellt und dadurch auf biochemischer Ebene eine Art Sucht nach Stress erzeugt. Der ursprüngliche Sinn dieser Funktion lag darin, in anhaltenden Zeiten des Kampfes oder Krieges erhöhte Bereitschaft, Körperkraft und Energie bereitzustellen. In solchen Zeiten wurde das Cortisol jedoch täglich durch andauernde Muskel- bzw. Handlungsaktivität abgebaut. Bei stressgeplagten Menschen der Leistungsgesellschaft ist das nicht der Fall. Das Cortisol verbleibt im Körper, blockiert das Melatonin und auch eine Reihe anderer positiver Gefühlsbotenstoffe. Der Mensch leidet unter permanenten Schlafstörungen und befindet sich gewissermaßen im Kriegszustand.

Dieser biochemische Hintergrund gilt auch für alle anderen Stresssymptome. Nach drei bis vier Wochen ist der Körper derart einseitig auf Stressmoleküle programmiert, dass er, um normal handlungsfähig zu bleiben, jeden Tag von neuem Stress aufbauen muss. Der Mensch ist süchtig geworden nach Stress und findet keinen Weg, ihm zu entkommen.

❦ Symptome

Als Schlafstörungen (Asomnien) bezeichnet man sowohl Ein- und Durchschlaf- wie auch Langschlafstörungen.

Braucht ein Erwachsener mehr als viermal pro Woche länger als eine halbe Stunde, um einzuschlafen bzw. nach nächtlichem Erwachen wieder in den Schlaf zu finden, und hält dieser Zustand drei bis vier Wochen an, so spricht man von Ein- bzw. Durchschlafstörungen.

Liegt die Schlafdauer eines Menschen mehr als viermal pro Woche durchschnittlich ein bis zwei Stunden über dem Sollwert und das über einen Zeitraum von rund vier Wochen, so spricht man von Langschlafstörungen (diese Zahlen stellen nur ungefähre Richtwerte dar).

Schlafstörungen sind verbunden mit Tagesmüdigkeit, Verstimmung, emotionaler Übersensibilität sowie Leistungs- und Konzentrationsschwäche. Sie mindern die Lebensqualität deutlich und beeinträchtigen auch das Aussehen.

Fast immer bestehen psycho-emotionale Ursachen, die durch äußere Umstände deutlich verstärkt werden können, zum Beispiel durch Änderungen des Tag-Nacht-Rhythmus, des Ess- oder Freizeitverhaltens, durch Lärmbelästigung, eine neue Umgebung oder ein neues Bett.

❦ Persönlichkeitsbild und Gefühlshaushalt

Bei Einschlafstörungen liegen zumeist Konflikte vor, die den Betroffenen bewusst sind: Man kann nicht abschalten. Die Probleme des Tages lassen einem keine Ruhe. Man blickt voll Sorge in die Zukunft und leidet unter Ängsten oder Befürchtungen verschiedenster Art. Nacht für Nacht liegt man wach und versucht vergeblich, sein angestautes Erlebnispotenzial abzuarbeiten.

Einschlafen verlangt ein Loslassen aller Kontrolle, Absicht und Aktivität, es verlangt Hingabe und Urvertrauen. Doch gerade das fehlt den Betroffenen oft.

Nach einer längeren Phase mit Einschlafstörungen begleitet viele die Angst vor dem Nicht-einschlafen-Können. Die Tage sind zwangsläufig „erfüllt" von Müdigkeit, mit Einbruch der Nacht beginnt die Unruhe.

Bei Durchschlafstörungen liegt der Fall etwas anders. An der bewussten Oberfläche finden sich – anders als bei der Einschlafproblematik – kaum Konfliktpotenziale. Doch im Unterbewussten brodelt es. Fällt dann der im Wachzustand mögliche aktive Prozess der Verdrängung weg, brechen die unbewussten Probleme auf, werden zu Träumen und reißen den Betroffenen förmlich aus dem Schlaf. Es kann mitunter sogar zu nächtlichen Panikattacken kommen. Oft werden die Tage in einer depressiven Stimmung verlebt, man fühlt sich müde, schwach, blockiert.

Das Persönlichkeitsbild von Menschen mit Durchschlafstörungen zeigt eine übertrieben starre Lebenshaltung. Es handelt sich um äußerst beherrschte, zum Perfektionismus neigende Persönlichkeiten. Enttäuschungen und Ärger werden durch eine stramme Haltung und ein perfektes Auftreten kaschiert. Nach außen hin wird hartes Leistungsstreben gezeigt. Erfolg ist eine Selbstverständlichkeit. Doch im Inneren der Betroffenen herrscht das Gefühl von Leere und Unzufriedenheit.

Auch Erfahrungen aus der Kindheit können bis in die erwachsene Gegenwart hinein bestimmend und grundlegend sein. Eine ausreichende Anerkennung von Eltern und Gesellschaft war vielleicht schon früh nur durch Leistung und Erfolg zu erlangen.

Übergroßer Schlafdrang weist auf eine entgegengesetzte Problematik hin: Wer trotz ausreichenden Schlafes Schwierigkeiten mit dem Aufwachen hat, leidet unter einer verdeckten Angst vor den Anforderungen des Tages, vor Aktivität oder Leistungen. Wem der Schritt ins Tagesbewusstsein schwerfällt, der flieht in seine Traumwelt und wünscht sich zurück in die Unbewusstheit der Kindheit. Verantwortung für das Leben übernehmen zu müssen, wird als bedrohlich empfunden.

Hinter allen Formen von Schlafstörungen finden wir – abgesehen vom Leistungsfaktor Stress – Angst: Versagensangst, Angst vor einem bevorstehenden Konflikt, vor einer Bedrohung, vor der Zukunft oder vor dem Leben an sich.

☯ Herzensfragen

Nehmen Sie bitte wieder einen Schreibstift und Ihr Arbeitsheft zur Hand:

- Welche konkreten Ängste und Befürchtungen hegen Sie?
- Sind unbewusste Ängste vorhanden?
- Sind diese Ängste wirklich berechtigt?
- Vermag die Angst etwas zu verändern?
- Für wen erbringen Sie Ihre Leistungen?
- Was fehlt Ihnen im Leben?
- Fehlt Ihnen der Erfolg, das Geld, Kleidung, Nahrung?
- Wie entwickelt sind Urvertrauen und Hingabefähigkeit in Ihnen?
- Haben Sie sich ausreichend mit Ihrer Sterblichkeit beschäftigt?

⚘ Heilungsansätze

Finden Sie Urvertrauen im Glauben!

Wenn Sie voll Misstrauen gegen andere Menschen und das Leben sind, wenn Sie unter Schlafstörungen, Todesängsten oder Krankheiten leiden: Suchen Sie sich eine Religion, die für Sie glaubwürdig ist. Arbeiten Sie in Ihren Kontemplationsphasen an der Begegnung mit Ihrer ganz persönlichen höheren Macht.

Sie können an Gott, eine Göttin, Jesus, Buddha, Allah glauben, an Engel, Lichtwesen, das Quantenfeld, die Gottheiten der Antike oder die Natur, das Leben selbst. Woran Sie glauben, ist, wie bereits gesagt, nicht so entscheidend – dass Sie glauben jedoch sehr. Suchen und finden Sie eine Religion, die Ihnen etwas gibt und bedeutet. Echter Glaube, Religion und tägliche Gebete können ein wirkungsvoller Ersatz für mangelnde Liebe und Zuwendung sein. Zahlreiche Studien beweisen mittlerweile die unmittelbare Heilkraft von Glaube und Gebet. Eine amerikanische Studie hat etwa kürzlich gezeigt: Gläubige und betende Kranke konnten um 35 Prozent schneller genesen als die Mitglieder einer zweiten Gruppe, in der nicht gebetet wurde. Der Glaube ist ein weiterer realer und praktischer Weg, um Urvertrauen zum Leben aufzubauen. Wenn Sie in Zukunft nicht einschlafen können, dann beten Sie und übergeben Sie die Lösung Ihrer Probleme einfach bittend einer höheren Instanz. Die göttliche Lebenskraft hat schon so viel bewältigt, warum nicht auch Ihre Probleme?

Entspannen Sie erst, nachdem Sie sich verausgabt haben!

Häufig wird bei Schlafstörungen und Stresssymptomen zu Entspannungstherapien geraten. Grundsätzlich tut Entspannung dem Körper immer wohl, doch im Fall einer angestrebten Stresslinderung ist Entspannen allein nicht ausreichend. Da, wie vorhin erwähnt, das GGK-Netzwerk – vielleicht sogar über Monate hinweg – tagsüber Cortisol ausgeschüttet und die Struktur der Rezeptoren verändert hat, ist es nahezu unumgänglich, vor der Entspannung eine Phase dynamischer körperlicher Aktivität zu durchlaufen. Erst dann werden die Stressmoleküle im Körper tatsächlich verbraucht und abgebaut.

Entspannen allein kann sogar kontraproduktiv sein: Die aggressiven Gefühlsmoleküle werden dabei nicht zur Gänze gewandelt, sie verbleiben im Körper und greifen ihn an – was einem Prozess des

Verdrängens nahekommt. Kurzfristig stellt sich vielleicht eine Beruhigung ein, doch schon am nächsten Tag kann der Stresslevel noch um einiges höher sein.

Gehen Sie auf eine „gefährliche Jagd"!

Wenn Sie Ihren Stress wirklich besiegen wollen, dann widmen Sie sich der gefährlichen Jagd. Auch wenn diese Bezeichnung etwas sonderbar und sehr nach männlichem Urgehabe klingt, so ist das Emotionsspiel als Therapie äußerst wirkungsvoll und enorm gesund – und natürlich für alle Geschlechter gleichermaßen geeignet.

Hier der Basisvorgang: Sie vollziehen eine körperliche Betätigung, die einen starken Wechsel der Spannungsdynamik erfordert. Dabei tun Sie so, als drohe Gefahr: Sie sind einem Raubtier auf der Spur, das Sie erlegen wollen. Es handelt sich, wie gesagt, um ein Spiel.

Beispiel: *Ziehen Sie Ihre Sportschuhe an und gehen Sie in der Abenddämmerung in den Park oder Wald. Sie sollten noch gut genug sehen und sich gefahrlos bewegen können. Es ist jedoch von Vorteil, wenn die Atmosphäre etwas bedrohlich wirkt.*

Nun laufen Sie los. Stellen Sie sich vor, Sie jagen einem gefährlichen Raubtier hinterher. Auch wenn Ihnen das vielleicht lächerlich vorkommt und Sie an Indianerspiele Ihrer Kindheit erinnert – denken Sie an Ihre Gesundheit und einen gesunden Schlaf.
Es ist wichtig, dass Ihr Phantasie-Raubtier gefährlich ist. Es genügt emotional nicht, wenn Sie überlegen sind – Sie müssen auch gefährdet sein. Diese beiden Bedingungen, Gefahr und Kampf, entsprechen biochemisch der Struktur von Stress.

Laufen Sie erst langsam, dann immer schneller und vielleicht haben Sie ja sogar Spaß daran, ab und an laute Schreie auszustoßen. Jagen Sie los, nutzen Sie ein unerwartetes Kna-cken im Unterholz für eine kurze Beschleunigung, danach pir-schen Sie geduckt weiter und bewältigen die nächste größere Wegstrecke durch leichtes Laufen oder schnelles Gehen. Dann jagen Sie kurz wieder.

Bewegen Sie sich durch den Wald, mit dem Gefühl, verfolgt zu werden und kurz vor dem Kampf zu stehen.

Den Rückweg sollten Sie dann eher langsam laufend oder zügig gehend bewältigen.

Es ist ratsam, eine solche Art des Stressabbaus an jedem Tag mit erhöhtem Stressaufkommen einzuplanen. Es spricht natürlich auch nichts gegen eine tägliche „Jagd".

Anfangs dürften Ihnen 15 bis 20 Minuten genügen. Mit etwas mehr Kondition können Sie natürlich auch länger dahinjagen.

Probieren Sie es aus. Abgesehen davon, dass Sie logischerweise auch körperlich erschöpft sein werden – Ihre Angst-, Sorgen- und Stress-moleküle werden sich verflüchtigt haben: Nach dem Kinderspiel werden Sie auch schlafen können wie ein Kind.

Zusatztipp: Auch wenn Sie auf dem Fahrrad sitzen, Treppen steigen, spazieren gehen oder im Fitnessstudio trainieren – Sie können die „gefährliche Jagd" in Ihrer Phantasie überall spielen. Sie müssen da-bei ja nicht schreien – obwohl das natürlich noch etwas gesünder ist.

Leisten Sie sich mehr Glück!

Wenn wir an Leistung denken, dann drehen sich unsere Vorstellun-gen schnell um den Beruf, den Sport, um Wettkämpfe oder Siege. Ist Ihnen schon bewusst geworden, welch unglaubliche Leistung es darstellt, glücklich zu sein?

Probieren Sie es aus. Veranstalten Sie einen Wettkampf mit sich selbst. Die Aufgabe besteht darin, einige Tage lang alle Energie für Glücksgefühle und das Glück Ihrer liebsten, nächsten Menschen aufzuwenden. Stoppen Sie jeden Gedanken des Missmutes mit: „Hoppla! Halt! Zurück zum Glück!"

Denken Sie über Glück nach, listen Sie auf, was Sie glücklich macht, entwickeln Sie einen Plan, erfinden Sie Ihre eigene Glücksstrategie und machen Sie Glück zu Ihrem Leistungsprojekt Nummer eins.

Sie tun damit nicht nur das Beste für Ihre Gesundheit, sondern steigern nachweislich auch Ihre Leistungskapazität für Beruf oder Alltag.

9 • Schwächung des Immunsystems

Das Immunsystem ist unser Abwehrsystem – ein Wunderwerk feinster Präzision, in dem mikroskopisch kleine Funktionsträger in einem genial organisierten Team zusammenarbeiten: Millionen von Zellen und Molekülen in unserem Inneren sind rund um die Uhr damit beschäftigt, uns vor Krankheiten zu schützen.

Mit jedem Atemzug, mit jedem Bissen Nahrung nehmen wir fremde und oft gefährliche Mikroorganismen auf. Unsere Haut ist ständig von Bakterien, Viren und Pilzen belagert. Auch im Körper entstehen immer wieder schädliche Zellen – bis hin zu Krebszellen. Alle diese Gefahrenquellen werden von einer gesunden Abwehr oft in Sekundenbruchteilen vernichtet.

Unser Immunsystem ist auf außerordentliche Weise im ganzen Körper tätig und mit nahezu allen Organen verbunden – eine Schwächung unterscheidet sich deshalb von den bisher besprochenen Krankheitsbildern.

Im Zusammenhang mit dem Gefühlshaushalt kommt unserer Immunabwehr eine zentrale Bedeutung zu. Einerseits verbraucht das Abwehrsystem bei Krankheit große Mengen an Energie, andererseits ist es geradezu abhängig von der jeweils herrschenden Gefühlslage. Denn, wie eingangs erläutert, die Gefühlsbotenstoffe sagen den Zellen, was sie zu produzieren haben. Und Zellen produzieren vor allem die für das Abwehrverhalten des Immunsystems so wichtigen Antikörper.

Abwehr hat immer etwas mit Grenzen, mit Ja und Nein zu tun. Es geht darum, etwas einzulassen oder es zu blockieren, etwas zu bekämpfen oder es anzunehmen. Auch beim Abwehrsystem finden sich die beiden großen Pole unseres Gefühlslebens wieder: Angst und Liebe.

❦ Informationen

Die Funktionsweise des Immunsystems beruht darauf, dass es gesunde, körpereigene Zellen von fremden, gefährlichen Zellen unterscheidet.

Spezielle Zellen (Fress- sowie T- und B-Zellen) sind mit Rezeptoren für entsprechende Krankheitserreger (Antigene) ausgestattet. Dadurch werden Feinde erkannt und unschädlich gemacht.

Die wichtigsten Abwehrwaffen des Immunsystems sind die sogenannten Antikörper. Auf ihrer Reise durch den Körper erkennen sie feindliche Antigene, verbinden sich mit ihnen und eliminieren sie dadurch. Man nennt dies Antigen-Antikörper-Reaktion.

Die Funktionsträger des Abwehrsystems werden von verschiedenen Organen und Zellen gebildet:
- Das Knochenmark ist die Produktionsstätte aller Abwehrzellen. Es stellt weiße Blutkörperchen her.

- Haut, Schleimhaut und Darmbakterien bilden die erste Verteidigungslinie des Immunsystems.
- In Thymusdrüse, Milz, Mandeln und einigen Darmabschnitten werden die Abwehrzellen auf ihre unterschiedlichen Aufgaben vorbereitet.
- Die Lymphknoten sind als eine Art Kontrollposten überall im Körper verteilt.

Die Hauptarbeit der Abwehr erledigen die weißen Blutkörperchen oder Leukozyten. Sie schwimmen in unterschiedlichen Zellformationen im Blut, in der Lymphflüssigkeit und zwischen den Körperzellen, suchen rund um die Uhr nach Eindringlingen und unterstützen so die Arbeit der Antikörper.

᪾ Symptome

Wer selten krank ist oder sich rundum wohl fühlt, hat das Glück, über ein starkes Abwehrsystem zu verfügen. Auch ein Schnupfen, der bald ohne großes Zutun überstanden ist, oder hohes Fieber bei Infektionen sind Beweise für eine äußerst intakte Abwehr.

Ein schwaches Immunsystem kann unterschiedliche Ursachen haben – und zu unterschiedlichen Symptomen führen. Erste Anzeichen sind Erschöpfungsgefühle, schwermütige Stimmungen und Antriebslosigkeit. Ausgeprägte Symptome sind: Pilzbefall, Herpes, Gürtelrose, häufige Erkältungen, Blasenentzündungen, Hautprobleme und Allergien.

Neben den bereits erwähnten auslösenden Faktoren gibt es noch eine Reihe weiterer Gründe für die Minderung der Abwehrkräfte: Medikamente, Umweltgifte, falsche Ernährung, Drogen, Entzündungen, Durchblutungsstörungen, Schlafstörungen und natürlich Stress.

✦ Persönlichkeitsbild und Gefühlshaushalt

Der emotionale Hintergrund einer Schwächung des Immunsystems
sind negative Gefühle verschiedenster Art. Die Gefühlsmoleküle
le von Angst, Trauer, Sorgen, Minderwert oder Zorn bereiten den
Körper auf ein Verteidigungsverhalten vor.

Die übermäßige Ausschüttung von negativen Gefühlsmolekülen
blockiert die Rezeptoren und beschäftigt die Zellen, sodass weder
Zeit noch Raum bleiben, um positiven, heilsamen Gefühlsmoleküle
len eine Chance zu geben.

Die Kindheit der Betroffenen ist oft geprägt durch die Überbetonung gesellschaftlicher Normen. Sie mussten allzu oft und gegen
ihren Willen den Regeln der Außenwelt folgen. Um sich dagegen
zu wehren, haben sie psychische Abwehrmechanismen aufgebaut.
Das daraus resultierende aggressiv abwehrende Verhalten hat dann
möglicherweise bei den Eltern zu noch stärkeren Gegenreaktionen
und Bestrafungen geführt.

Das Gegenteil von Abwehr ist Aufnahmefähigkeit, also auch Liebesfähigkeit. Wer liebt, akzeptiert und nimmt das geliebte Objekt
auf bzw. lässt es emotional in sich hinein. Liebesfähigkeit und alle
anderen intensiv positiven Gefühle, die mit Liebe einhergehen, bieten demnach den besten Schutz für das Immunsystem.

◐ Herzensfragen

Nehmen Sie bitte wieder einen Schreibstift und Ihr Arbeitsheft zur
Hand:
- Welche alten Wunden haben Ihre Aggression geschürt?
- Warum durfte der Zorn nicht nach außen dringen?
- Wurde Ihnen verboten, zu weinen?
- Wen hat Ihre Angst oder Schwäche gefährdet?

- Für wen mussten Sie stark, gesund und stabil sein?
- Was mussten Sie über die Maßen abwehren?
- Welche Lebensbereiche meiden Sie?
- Auf welche emotionalen Konflikte deutet Ihr geschwächtes Immunsystem hin?
- Wie können Sie Ihre Liebesfähigkeit steigern?

🎵 Heilungsansätze

Nützen Sie auch zur Stärkung Ihres Immunsystems das Emotionsspiel der „gefährlichen Jagd". Abgesehen von zusätzlichen emotionalen Ausdrucksformen bewirkt jede aerobe, d. h. im Sauerstoffüberschuss absolvierte sportliche Betätigung eine Stärkung der Immunabwehr. Die bei leichtem Laufen, Radfahren oder Schwimmen nach fünf bis sieben Minuten freigesetzten Endorphine sind die stärksten Glücksmoleküle. Sie schützen die Zellen vor fremden Eindringlingen und heben augenblicklich das Glücksgefühl.

Wenn Sie sich drei- bis viermal pro Woche rund 20 Minuten einem leichten Laufen oder Walken widmen, wird die nächste Grippewelle voraussichtlich spurlos an Ihnen vorüberziehen!

Programmieren Sie Ihre Rezeptoren auf Freude!

Die folgende Technik eignet sich bestens dafür, Ihre Gefühle nachhaltig auf Freude oder Glück einzustellen. Sie können Ihre Kontemplationsphasen und alle anderen kreativen Emotionsübungen damit ergänzen.

Zur Wiederholung: Jeder Gefühlszustand besteht aus verschiedenen biochemischen Komponenten, aus einer Art Hormoncocktail. Da der Körper die chemische Zusammensetzung von Freude kennt, kann man diese Komponenten tatsächlich auch selber gezielt und absichtlich herstellen. Um die Rezeptoren auf den Zellmembranen an erwünschte Gefühle zu gewöhnen, braucht es regelmäßige Wiederholung und Konsequenz.

Probieren Sie das folgende Freudetraining gleich aus:

- *Erinnern Sie sich an ein Ereignis voll Freude. Nützen Sie in der Erinnerung Ihre Sinne: Was haben Sie in diesem Zustand der Freude gesehen, gehört, gerochen, geschmeckt und ertastet? Lassen Sie die gute Erinnerung nun weiter mitschwingen.*
- *Es gibt sicher einen Menschen in Ihrem Leben, dessen Nähe und Verhalten regelmäßig Freude in Ihnen auslöst. Stellen Sie sich seine lachenden Augen und einen Augenblick inniger Nähe vor. Lassen Sie auch diese Vorstellung weiter mitschwingen.*
- *Ein Ort in Ihrem Leben gibt Ihnen Geborgenheit und ein gutes Gefühl. Stellen Sie sich vor, Sie sind jetzt an diesem Ort. Es kann auch ein Strand am Meer aus einer Urlaubserinnerung sein.*
- *Setzen Sie nun bewusst ein Lächeln auf Ihr Gesicht, heben Sie Augen- und Mundwinkel. Behalten Sie das Lächeln bei.*
- *Stehen Sie auf und suchen Sie die Gangart Ihrer Freude und auch die Schulter- und Nackenstellung. Ihr ganzer Körper sollte Freude ausstrahlen und sich darin bewegen. Merken Sie sich jedes Detail Ihrer freudvollen Bewegung und fahren Sie fort.*
- *Finden Sie nun noch einen Satz, der Ihre Freude ausdrückt, zum Beispiel: „Ich bin voll Freude und Glück!" Wiederholen Sie diesen Satz innerlich gut siebenmal. Noch besser ist es, wenn Sie den Satz laut und deutlich mit freudvoller Stimme, passender Betonung und steigender Intensität aussprechen.*

- *Wiederholen Sie alle Komponenten Ihrer Freude. Merken Sie sich jedes Detail, sodass Sie jederzeit in den Zustand zurückkehren können.*

Das war's. Versuchen Sie so oft wie möglich, Freude zu üben. Gewöhnen Sie Ihre Rezeptoren daran und heben Sie so Ihr Gefühlsbarometer.

Täglich ein Hochgefühl!

Die besten Medikamente für ein intaktes Immunsystem können Sie also selbst herstellen: Der geniale Pharmakonzern in Ihrem Inneren wartet nur auf die Anweisung, Freude-, Glücks- und Liebesmoleküle zu produzieren und in die Blutbahn zu schicken.

Gehen Sie zusätzlich zum Freudetraining gezielt auf Hochgefühle in Ihrem Alltag zu. Kennen Sie Ihre Auslöser für Hochgefühle? Listen Sie alle auf: Kuscheln, Erfolg, Zusammensein, Sport, Liebesmomente und Liebesspiele, tolle Zukunftsvisionen, den Ausblick auf einen Urlaub etc.
Üben Sie täglich Freude und Hochgefühle – Ihre Gesundheit wird es Ihnen danken.

10 • Depression und Burnout-Syndrom

Mit der Depression schließt sich der Bogen jener Krankheiten, die in unmittelbarem Zusammenhang mit dem Gefühlshaushalt stehen. Die Depression steht hier aus gutem Grund an letzter Stelle: Herz-Kreislauf-Erkrankungen, Rücken- und Kopfschmerzen, Verspannungen, Magen-Darm-Erkrankungen, Übergewicht, Schlafstörungen, Stress sowie die Schwächung des Immunsystems können Ursachen, aber auch Folgeerscheinungen von Depressionen sein. Das gleiche gilt für ein Burnout-Syndrom – es stellt eine der Erscheinungsformen einer Depression dar.

Das Wort Depression stammt vom lateinischen Begriff „deprimo", was so viel bedeutet wie „niederdrücken" oder auch „tief in die Erde drücken".

Da die Depression viele mögliche Symptome und Auslöser hat, umfasst ihr emotionaler Aspekt ebenso viele Seiten unseres Gefühlserlebens und dabei vor allem die stärksten Gefühle und Anlagen, die einen Menschen ausmachen.

Nicht alle Gefühle sind bei jedem Menschen gleich stark veranlagt. Wer jedoch sein stärkstes Gefühl, seine größte Sehnsucht und damit auch seine größte Stärke oder Gabe untergräbt – sie unter vielen Schichten aus Erziehung, falschen Regeln, Pflichten, Überforderung und der eigenen Persönlichkeit nicht entsprechender Leistung begräbt –, erleidet irgendwann eine Depression oder ein Burnout.

❧ Informationen

Bei der Depression gibt es kein einheitliches medizinisches Erscheinungsbild. Ihre Wirkungsweise im Körper betrifft sowohl das neuronale und endokrine wie auch das biochemische System. Alle inneren Organe, aber auch Muskulatur, Haut und Haare können in Mitleidenschaft gezogen werden.

Eine Depression durchzieht somit das gesamte GGK-Netzwerk und lässt sich am besten mit der völligen Verdrängung positiver Rezeptoren auf den Zellmembranen veranschaulichen. Natürlich ist dieser Umstand nur ein Teilaspekt, sehr wahrscheinlich aber der wichtigste. Durch jahrelange Gewöhnung und ständige Wiederholung einer erdrückenden Lebenssituation oder auch durch traumatische Ereignisse sind nur mehr verhältnismäßig wenige Rezeptoren für Glücksstoffe vorhanden. Es fällt den kurzfristig auftauchenden positiven Gefühlsmolekülen schwer, eine Tür ins Zellinnere zu finden und damit einen Umschwung zu bewirken.

Die moderne psychiatrische Medizin unterscheidet eine ganze Reihe von Depressionsformen. Es gibt drei Hauptausformungen:

1. **Die endogene Depression** kommt zur Gänze aus dem Inneren eines Menschen und hat nichts mit momentanen Lebensumständen zu tun. Sie hat sich über Jahre hinweg aufgebaut, findet ihre Wurzeln in der Kindheit und kann bis zur völligen Apathie führen. Die endogene Depression zeigt sich in zwei Unterformen: Bei der einen kommt es zu Depressionsanfällen und symptomfreien Phasen zwischen den Anfällen, bei der anderen, zweigesichtigen Form abwechselnd zu manischen und depressiven Phasen.

2. **Die larvierte (maskierte) Depression** zeigt sich ausschließlich als körperliche Erkrankung. Sie ist demnach schwer zu erkennen. Sie kann die Ursache aller in diesem Buch beschriebenen

Krankheitsbilder sein – versteckt sich gewissermaßen hinter einem körperlichen Symptom.

3. **Die reaktive Depression** ist eine Reaktion auf äußere Umstände, auf Schicksalsschläge oder Erkrankungen – eben weil der Konflikt oder die bedrohliche Situation vorherrscht, fällt der Betroffene in eine Depression. Der Verlust eines Menschen, aber zum Beispiel auch der Verlust des Arbeitsplatzes etc. kann dafür Auslöser sein. Diese Form der Depression gilt trotzdem als schwächste, da sie nach relativ kurzer Zeit wieder abklingen kann.

Biochemisch betrachtet sind bei jeder Form der Depression die Endorphin- und Serotonin-Speicher mehr oder weniger entleert. Das GGK-Netzwerk hat gewissermaßen vorübergehend vergessen, wie diese Hormone herzustellen sind – was aber rückgängig gemacht werden kann.

🌿 Symptome

Die Basissymptome depressiver Verstimmungen sind Müdigkeit, Teilnahms- und Antriebslosigkeit sowie Lähmungsgefühle. Traurigkeit und Schuldgefühle gehören ebenso zum frühen Erscheinungsbild.

Bei schweren Fällen kommt es zu Denkhemmungen, starken Ängsten oder zwanghafter Wiederholung ähnlicher Gedanken, Vorstellungen oder Handlungen. Auch Wahnvorstellungen, wie zum Beispiel zu erkranken, sich zu versündigen oder zu verarmen, können auftreten.

Betroffene klagen oft über Druck oder Schmerzen im Oberbauch, Spannungszustände in Armen und Beinen, Herzdruck und Enge bei der Atmung oder im Hals. Auch Esshemmungen und Brechreiz werden erwähnt.

Unter der Oberfläche von Schmerzen, Apathie und Distanz empfindet der Betroffene eine dumpfe Mischung aus verschiedenen Gefühlen wie Zorn, Schmerz, Trauer, Angst, Ohnmacht und Einsamkeit. Der Zustand gleicht dann einer Art Pattstellung zwischen Handlungspotenzialen und Resignation. Ein Gefühl von Zerrissenheit behauptet sich und führt schließlich zu einer Leere. Der Betroffene kann weder vor noch zurück. Jeder Ansatz einer Entscheidung wird von einer diametralen Gegenentscheidung blockiert. Im Kampf zwischen vor und zurück, links oder rechts, oben oder unten erstarrt der Betroffene förmlich, sowohl körperlich wie auch emotional.

Die Depression kann zu einer lebensbestimmenden Grundhaltung werden und einen Menschen völlig vereinnahmen. In solch schweren Fällen ist – wie auch bei anderen Krankheiten – der Einsatz von Medikamenten unerlässlich und oft die einzige Chance zur Linderung.

Frühe Stadien jedoch charakterisieren sich durch phasenweise depressive Verstimmungen oder durch Anfälle, auf die jedoch eine Phase „normalen" Verhaltens und Erlebens folgt. In diesen normalen Phasen bietet sich die Gelegenheit zur Entscheidung für eine Psychotherapie, aber auch zur Selbsthilfe durch ein Emotionstraining.

Persönlichkeitsbild und Gefühlshaushalt

Wie mittlerweile deutlich geworden ist, gibt es keine falschen, schlechten oder kranken Gefühle, die geheilt werden müssen, sondern nur einen falschen, schlechten, kranken Umgang mit Gefühlen. Die Depression ist die zentralste aller Gefühlskrankheiten – sie ist die Gefühlskrankheit schlechthin.

Die Statistik besagt, dass über 70 Prozent aller in Europa lebenden Menschen phasenweise an Depressionen leiden. Es handelt sich eindeutig um eine Zeitkrankheit, die unmittelbar mit der extremen Leistungsorientierung, Sinnesfeindlichkeit und Gefühlskälte unserer Gesellschaftsform zu tun hat.

Viele Menschen üben beispielsweise ihren Beruf ohne jegliche Freude aus. Ihre Berufswahl ist unter den Kriterien der gesellschaftlichen Anerkennung und des Einkommens erfolgt, nicht aber nach Begabung, Talent oder Interesse. Sie war einzig vom Ziel bestimmt, die Existenz abzusichern. Genau diese Lebensform aber ist es dann, die viele Menschen erdrückt oder deprimiert.

Ähnlich ist es mit Beziehungen bzw. Formen der Partnerschaft. Der gesellschaftliche Konsens darüber, wie eine Partnerschaft zu funktionieren hat, ist immer noch sehr eng. Die lebenslange Ehe zwischen Mann und Frau gilt nach wie vor als die angestrebte Form, obwohl die Ehe zu einer Zeit erfunden wurde, als die durchschnittliche Lebenserwartung bei 38 Jahren lag. Homosexuelle Beziehungen sind trotz vieler Fortschritte beim Großteil der Bevölkerung nach wie vor verpönt und Alleinstehende werden – besonders in ländlichen Regionen – nach wie vor durch Missbilligung gestraft.

Nun ist aber der Mensch ein mit mächtigen und oft sehr unterschiedlichen Gefühlen ausgestattetes Wesen. Jeder ist anders und hat verschiedene Bedürfnisse.

Wenn ein Mensch einen Beruf ausübt, der sein Herz höher schlagen lässt, den er mit seiner ganzen Liebe bewältigt, und wenn er zudem noch in jener Form von Partnerschaft lebt, die ihm ganz entspricht, dann wird er mit großer Wahrscheinlichkeit gesund bleiben und alt werden.

Jeder Mensch hat unterschiedlich entwickelte emotionale Anlagen. Manche Menschen sind zu großer, aggressiver Kraft fähig und wären darum tolle Kämpfer, wenn es darum ginge, etwas Neues aufzubauen oder für eine große Sache viel Kraft einzusetzen. Andere haben eher die Neigung zu Angst oder Vorsicht und wären demnach großartige Behüter oder Beschützer. Wieder andere sind zur Liebe begabt und prädestiniert für einen sozialen Beruf oder eine Lehrtätigkeit. Dann gibt es noch Unterhalter (mit Freude, Humor) oder Verwalter (mit Ordnungssinn), Bewahrer, Hinterfrager, Umsorger u. v. m. (an dieser Stelle sei nochmals erwähnt, dass die in diesem Buch verwendeten männlichen Bezeichnungen selbstverständlich für alle Menschen stehen).

Die grundlegende Erkenntnis ist: Wer unter einer Depression leidet, hat den stärksten seiner Antriebe unter vielen Schichten aus Regeln, Pflichten, Gesetzen und Normen begraben. Wahrscheinlich ist ein Betroffener seiner wahren Gefühlsbegabung noch gar nie begegnet und sich seiner großartigen Anlagen gar nicht bewusst.

Bei einer Depression handelt es sich also nicht nur, wie oft angenommen, um unterdrückte Aggressionen, Trauer, Schmerz oder Angst, sondern auch um unterdrückte Liebe, Lust, Freude, Sexualität oder Euphorie. Diese tägliche Unterdrückung kostet zudem noch Kraft und verbraucht zusätzlich essentielle Lebensenergie.

Der wichtigste Aspekt daran ist, dass jene Farbe im emotionalen Spektrum eines Menschen, die am stärksten leuchtet, nicht an der Oberfläche erscheinen darf. Mit anderen Worten ausgedrückt: Das, was den Menschen ausmacht, liegt begraben. Die dabei nicht selten empfundene Nähe zum Tod – durch Selbstmordgedanken – wird somit verständlich.

Um den Weg aus der Depression zu finden, muss man sich fragen: Wie verhelfe ich meinem Innersten – dem Schönsten und Stärksten an mir, meiner wahren Begabung – zur Geburt?

🕉 Herzensfragen

Nehmen Sie bitte wieder einen Schreibstift und Ihr Arbeitsheft zur Hand:

- Wodurch konnten Sie in Ihrer Kindheit die Liebe Ihrer Eltern erlangen?
- Welche großen Verbote gab es?
- Durften Sie ausreichend zornig, schmutzig, verspielt und traurig sein?
- Durften und konnten Sie in Ihrer Vergangenheit Ihre Sexualität ausleben?
- Welche dramatische Verletzung hat Ihre Lebenskraft begraben?
- Oder waren es viele kleine Verletzungen, die Ihnen immer wieder zugefügt wurden?
- Wer oder was hat Ihre Rezeptoren das Fürchten bis hin zur Todesangst gelehrt?
- Welche verbotenen Sehnsüchte, Lüste, Begierden oder ausschweifenden Phantasien haben Sie?
- Was war in der Kindheit oder Jugendzeit Ihre größte Stärke?
- Welchen Traum wollten Sie sich erfüllen?
- Zu welcher Aufgabe sind Sie in Wahrheit berufen? Was ist Ihr wahrer Beruf?

🕯 Heilungsansätze

Bringen Sie Ihre Gefühle wieder in Fluss!

An guten Tagen sollten Sie versuchen, sich die Zeit für ein emotionales Ausdruckstraining zu nehmen.

Dazu suchen Sie einen Ort auf, an dem Sie ungestört sind. Vielleicht ist das ein Zimmer Ihrer Wohnstätte, der Trainingsraum eines Fitnessstudios am Abend nach Betriebsschluss, eine Lichtung in einem

Wald, eine Weide auf einem Berghang. Es empfiehlt sich, dass der Ort sich in freier Natur befindet oder Ihnen ausreichend Schutz gewährt. Dort beginnen Sie dann Ihre elementaren Gefühle wieder in Fluss zu bringen.

Das hier vorgeschlagene, emotionale Ausdruckstraining durchläuft sieben Gefühlsstadien. Die Übungen sollten hintereinander durchgeführt und jeweils nach ein bis zwei Tagen wiederholt werden. Wobei Sie die Reihenfolge der emotionalen Zustände durchaus Ihrem aktuellen Vermögen anpassen können. Sie sollten den Ablauf allerdings in jedem Fall jeweils mit dem Training des Liebesgefühls abschließen.

Nehmen Sie sich über drei Wochen hinweg bis zu viermal pro Woche Zeit dafür.

Schon nach dem ersten Durchlauf dürften Sie zumindest kurzfristig eine Besserung Ihrer Symptome spüren.

Sie können auch mit diesem Training Ihre Kontemplationsphasen ergänzen.

Danach werden Ihre Gefühlsströme wieder fließen, die Lebensenergie wird zurückgekehrt sein und wahrscheinlich werden Sie in Ihrem Leben einiges ändern wollen.

Aber bitte Vorsicht: Dieses emotionale Ausdruckstraining sollte nur im Frühstadium, also bei gelegentlichen depressiven Verstimmungen oder bei ausreichender Gesundheit, allein durchgespielt werden.

Auch in solch leichten Fällen wäre die Anwesenheit eines Freundes oder Partners ratsam. Versuchen Sie es bitte nur dann allein, wenn Sie sich stark und sicher genug fühlen. In schwereren Fällen ist das Beisein eines Therapeuten, Coaches oder Arztes unerlässlich!

Das Training zielt darauf ab, durch das Einnehmen spezieller Haltungen und Durchführen gezielter Handlungen Body-Feedback-Schleifen zu aktivieren.

Ihr emotionales Gehirn soll dadurch auf Trab gebracht werden, um wieder jene Hormone zu produzieren und auszuschütten, die Sie für einen positiven Gefühlshaushalt brauchen. Wiederholen Sie jede der Übungen einige Male und steigern Sie die Intensität.

Das Sieben-Phasen-Expressionstraining für Sie:

1 Zorn

Strecken Sie Ihre Arme hoch über den Kopf und schlagen Sie dann mit den Fäusten von oben energisch nach unten, zwischen Ihre Beine hindurch, wie beim Holzhacken. Schreien Sie dabei wie ein wildes Tier, laut, mit geöffnetem Mund aus sich heraus: „Haaa...!" Legen Sie den Ausdruck Ihres ganzen Zorns in Ihr Gesicht. Es ist wichtig, ein stummes „H" vor den Selbstlaut zu setzen, damit Ihre Stimmbänder nicht unter dem plötzlich übermäßig starken Luftstrom leiden. Wiederholen Sie den Aggressionsschrei so oft, bis Sie erst einmal das Gefühl haben: Jetzt hab ich mir Luft gemacht.

2 Jubel

Als nächstes beginnen Sie, mit hocherhobenen Armen, als würden Sie sich tierisch freuen, zu hüpfen und zu jubeln. Rufen Sie „Ja!" – und wieder „Ja!" Führen Sie dabei Ihre Arme und Hände vom Brustbereich in die Höhe, bis sie ganz gestreckt sind und springen Sie gleichzeitig hoch. Schreien Sie immer am höchsten Punkt der Bewegung. Lassen Sie den Schrei nach wilder Freude klingen.

3 Geborgenheit

Legen Sie sich zusammengekauert auf den Boden. Ziehen Sie alle Gliedmaßen um Ihre Mitte oder Ihr Herz zusammen. Umarmen und umfangen Sie sich richtiggehend selbst und beginnen Sie ganz leise, zart und langsam ein altes Kinderlied zu summen. Wiegen Sie dabei Ihren Körper rhythmisch etwas hin und her. Sobald eine alte

Trauer oder ein Schmerz hochsteigt, gehen Sie zur nächsten Phase über.

4 Trauer

Hocken Sie sich auf dem Gesäß sitzend hin und stützen Sie Ihre Stirn in den Händen ab. Beginnen Sie unter leichtem Kopfschütteln und Wehklagen erst leise, dann immer lauter „Neeeiin!" zu skandieren – dabei erhöht sich die Stimmlage und bekommt einen schrillen, weinerlichen Ton. Wiederholen Sie den Vorgang so lange, bis Trauer und Tränen ganz aus Ihnen hervorgebrochen sind und es sich anfühlt, als wäre der Schmerz ausgespült.

Das kann eine Weile dauern. Sie müssen aber darauf achten, nicht Ihre ganze Energie zu verbrauchen. Halten Sie die Trauerphase bei den ersten Versuchen eher kurz und steigern Sie die Intensität dann behutsam Tag für Tag.

Erst die folgenden drei Phasen bauen Ihre positiven Gefühle wieder auf. Dafür brauchen Sie noch ausreichend Kraft. Darauf zielt das Training letztlich vor allem ab.

5 Angst

Bleiben Sie auf dem Boden sitzen, öffnen Sie Ihre Augen weit und beginnen Sie am ganzen Körper zu zittern. Versuchen Sie tatsächlich, am ganzen Körper ein Zittern zu erzeugen. Verzerren Sie auch Ihr Gesicht wie vor Angst und Schmerz und rufen Sie immer verzweifelter um „Hiiiilfee"! Dann stehen Sie auf und pressen sich mit dem Rücken gegen eine Wand, eine geschlossene Tür, einen Baum oder Felsen. Fahren Sie fort mit den Hilferufen. Atmen Sie intensiv dabei. Halten Sie es nur so lange durch, bis die Anstrengung zu groß wird.

6 Stärke

Stehen Sie nun ganz aufrecht und frei im Raum. Befreien Sie den Köper von der überschüssigen Anspannung. Atmen Sie lange aus und tief ein. Lassen Sie alle überspannten Muskeln los, außer die zum Stehen benötigten. Stehen Sie dabei ganz aufrecht im Lot. Nun breiten Sie die Arme weit aus, als wollten Sie die ganze Welt umarmen. Suchen Sie nach einem klaren, aufrichtigen und mutigen Blick. Entspannen Sie auch Ihre Stirn und das Kiefer. Sagen Sie mindestens siebenmal laut und deutlich mit ruhiger, tiefer Stimme: „Ich bin ganz da. Ich bin ganz. Ich bin."

7 Liebe

Behalten Sie die aufrechte Haltung bei, senken Sie Ihre offenen Arme etwas ab, sodass Ihre nach vorne geöffneten Handflächen auf der Höhe Ihres Beckens mit etwas Abstand seitlich davon zur Ruhe kommen. Zwischen Ihren offenen Handflächen und Ihrer Stirn sollte sich ein gleichschenkeliges Dreieck bilden. Sie kennen diese Haltung vielleicht von manchen Darstellungen der segnenden Jesus-Figur.

Stehen Sie aufrecht und atmen Sie tief und ruhig ein und aus. Lenken Sie Ihre Aufmerksamkeit zu Ihren Handflächen, Ihrer Stirn und Ihrem Herzen und sagen Sie sich: „Ich bin Liebe. Die Liebe durchströmt mich. Ich gebe all meine Liebe hin und alle Liebe fließt zu mir zurück." Wiederholen Sie die Sätze so lange, bis Sie es auch glauben und fühlen können.

Schließen Sie Ihr Training mit einem Dank ab. Der Dank kann Ihnen, Ihrem größeren Selbst oder Ihrer höheren Macht gelten.

Wiederholtes und tief empfundenes Danken ist in jedem Fall und vor allem biochemisch vorteilhaft: Es hebt nachweislich den Serotoninspiegel.

Befreien Sie sich von Ihrer Lebensform!

Wie im Kapitel „Negative Bindungen, Berufe und Orte aufgeben"
bereits beschrieben, hier noch einmal die wichtigsten Zugänge:

*Überprüfen Sie Ihre Art und Weise zu leben. Wählen Sie viel-
leicht die Perspektive eines Außenstehenden, so als hätten Sie
mit Ihrem Leben gar nichts zu tun. Betrachten Sie Ihren Beruf,
die Kollegen, die Produkte Ihrer Arbeit, Ihre Vorgesetzen und
fragen Sie sich, ob das alles wirklich zu dem Menschen passt,
der Sie tief im Inneren sind.*

*Betrachten Sie Ihre Familie, Lebensgemeinschaft oder Bezie-
hungssituation. Ist das wirklich die beste Form für Sie oder
wünschen Sie sich in Wahrheit etwas ganz anderes?*
*Überprüfen Sie auch Ihre Kleidung, Ihre Ernährung, Ihre
Wohnsituation, Ihre Hobbys, Ihre Urlaubspläne, schlichtweg
jeden Aspekt Ihres gegenwärtigen Lebens. Sind das wirklich
Sie? Ist es das, was Sie auch aus tiefstem Herzen begehren?*

*Erstellen Sie eine Liste, eine Art Ist-Soll-Vergleich. Schreiben Sie
alle Aspekte Ihres Lebens auf und beginnen Sie dann, Punkt für
Punkt Ihre eigenen Wünsche und Vorstellungen zu formulieren.*

Je häufiger Sie depressive Phasen erleiden, desto rascher sollten
Sie Ihre Lebenssituation der Sollseite Ihrer Liste annähern. Dabei
müssen Sie beherzt und mutig ans Werk gehen. Auch wenn Ihnen
wahrscheinlich gerade die Kraft dazu fehlt. Trotzdem oder gerade
darum: Zeigen Sie der Welt, wie und wer Sie in Wahrheit sind. Zeigen Sie vor allem sich selbst, wer Sie sind.

Verbringen Sie Ihr Leben mehr und mehr damit, jene Seiten an
sich zu entdecken und schließlich auszuleben, die Sie in Wahrheit
ausmachen – von der Depression zur Expression.

Erfüllen Sie sich mit Neuem!

Suchen Sie zusätzlich ganz gezielt nach Neuem in Ihrem Leben. Das bedeutet, Dinge anzugehen, die Sie bist jetzt noch nie getan haben, aber vielleicht schon lange tun wollten. Falls Sie nicht wissen, womit Sie beginnen sollten, dann besuchen Sie zum Einstieg alle möglichen Kurse: Malen, Tanzen, Singen, Theater spielen, einen Computerworkshop, einen Kochkurs.

Es gibt reichlich Seminar- und Workshopangebote im Persönlichkeits- oder Kreativbereich. Sie können auch einfach Ihrem Instinkt folgen. Beginnen Sie, neue Seiten an sich zu entdecken. Dazu braucht es andere Orte, Räume und Menschen.

Brechen Sie auf und unternehmen Sie eine lange Reise zu sich selbst. Wenn Sie die Entscheidung erst einmal aus eigener Kraft getroffen haben, wird das Leben Ihnen entgegenkommen.

Zum Abschluss noch ein erheiterndes Zitat, das Sigmund Freud zugeschrieben wird: „Bevor Sie an sich selbst eine schwere Depression oder Antriebsschwäche diagnostizieren, stellen Sie sicher, dass Sie nicht von Geisteskranken umgeben sind."

20 weitere Beschwerden – Gefühlshaushalt und Heilungsansätze

Hier finden Sie weitere Beschwerden, die neben organischen oder äußeren Ursachen mit dem Gefühlshaushalt in Zusammenhang stehen. Durch die Kürze der Erläuterungen sind die Inhalte allerdings nur oberflächlich angerissen. Sie bieten Ihnen vielleicht dennoch Ansätze zu neuen Perspektiven.

Augenprobleme

- Gefühle werden nur verschwommen wahrgenommen. Eigene Schuldgefühle, aggressives Verhalten oder seelische Gewalt werden beiseitegeschoben und zu wenig beachtet.
- Werfen Sie einen ehrlichen Blick auf negative Gefühle in Ihrer Vergangenheit und Gegenwart. Blicken Sie der anstehenden Verantwortung und Pflicht ins Auge. Erkennen Sie Ihre wahren Ansichten und Absichten.

Beinprobleme

- Die Beine führen uns in das nächste Stadium der emotionalen Entwicklung. Ängste hemmen diese Fortbewegung. Das Aufgeben der momentanen Gefühlsstarre fällt schwer.
- Gehen Sie auf Ihre Bedürfnisse zu. Klären Sie das Ziel, den Weg und den ersten oder nächsten Schritt. Geben Sie mutig Ihren Standpunkt auf. Ergehen Sie sich, trotz aller Ängste, nicht in Selbstzweifeln und schreiten Sie Ihrem eigenen Fortschritt entgegen.

Brustbeschwerden

- Der Brustbereich steht für Schutz, Nähe, Bemutterung – für Nähren und Nahrung. Erdrückende Nähe, das Ablehnen von

Verantwortung, die Furcht vor Konsequenzen, bei Frauen oft
auch die Unterdrückung weiblicher Stärke können Gründe sein.
- Lassen Sie Ihre Gefühle zu. Beruhigen Sie Ihre Zweifel und
genießen Sie. Geben Sie sich hin und kosten Sie Nähe und Geborgenheit in vollen Zügen aus. Fühlen Sie stark, sinnlich und
lustvoll.

Chronische Erkrankungen

- Man hält an erstarrten Gefühlsabläufen fest. Einzelne emotionale Bereiche werden überbetont. Sehnsüchte und emotionale
Bedürfnisse werden, aus Angst vor Einsamkeit, unterdrückt.
- Leben Sie die andere Seite Ihrer Gefühle aus. Erst die Erfahrung
aller Gefühlsbereiche macht Sie zu einem ganzen Menschen. Es
gibt nichts zu verlieren, aber doch so viel Neues zu gewinnen.

Dauerschmerz

- Die stetige Sehnsucht nach Geborgenheit, Rückhalt und Liebe
durchzieht den Körper. Einsamkeit und der Wunsch nach inni-
gen Beziehungen dominieren.
- Nehmen Sie sich ganz und mit allen Schwächen und Fehlern
an. Je mehr Sie sich selbst lieben können, desto liebenswerter
werden Sie für andere. Sagen Sie sich täglich: Ich liebe mich. Ich
akzeptiere mich ganz. Ich bin voll von Liebe.

Drüsenprobleme

- In den Drüsen entspringt biochemisch unsere Gefühlsaktivität.
Eigeninitiative und Engagement sind einseitig verteilt oder blo-
ckiert.
- Gehen Sie auf das Leben zu. Erlauben Sie sich alle Gefühle.
Handeln Sie dabei aktiv, entschlossen und selbstentschieden.
Nützen Sie die Kraft freigelegter Emotionen, um Ihre Ziele zu
erreichen.

Entzündungen

- Etwas brennt im Körper. Ein intensives Gefühl will an die Oberfläche und ausgelebt werden. Die Entzündung ist der emotionale Ersatzdruck. Eine Angst ist akut geworden, hat sich erhitzt und fordert eine Entscheidung.

- Befreien Sie sich zuerst vom Überdruck: Betrachten Sie die Angelegenheit mit Distanz und üben Sie Gelassenheit. Aus dem friedlichen Gefühl heraus werfen Sie einen neuen Blick darauf. Sollte die Entzündung weiterhin da sein, folgen Sie dem akuten Gefühl, äußern Sie es und kämpfen Sie für Ihre Herzensanliegen.

Frauenleiden wie akute Menstruationsprobleme oder Eierstockentzündungen

- Die Quelle der schöpferischen Gefühlsenergie ist blockiert. Die machtvollen weiblichen Kräfte und das beherzte weibliche Handeln werden zurückgehalten. Die damit verbundenen Gefühle werden abgelehnt: Sanftmut, Hingabefähigkeit, Offenheit für das Leben. Es bestehen Schuldgefühle dem eigenen Verlangen gegenüber. Sexualität scheint sündhaft und schmutzig. Kreativität wird gebremst oder einer männlichen Führung unterstellt.

- Setzen Sie Ihre weibliche Kraft durch und folgen Sie Ihrer schöpferischen Ader. Lassen Sie sich nicht von männlichen Emotionen dominieren, sondern folgen Sie beharrlich Ihren wahren Zielen. Die weibliche Kraft braucht zu Ihrer Entfaltung den ganzen Mut zur Selbstständigkeit.

Gedächtnisprobleme

- Angst blockiert das Gedächtnis. Negative Gefühle schaffen ein Abwehrverhalten. Man will fliehen und sich der Sache nicht stellen.

- Gehen Sie auf das, was Sie fürchten lässt, direkt zu. Genau darin finden Sie den Schlüssel zu wichtigen Fragen Ihres Lebens. Wenden Sie sich nicht ab, sondern üben Sie sich darin, Ihre Angst durchzustehen und zu würdigen.

Gelenkprobleme

- Die Gelenke stehen für die Beweglichkeit des Gefühlslebens. Die emotionale Flexibilität ist gebremst. Die Wendigkeit und lebendige Bewegung des Gefühlsausdrucks stockt.
- Folgen Sie den oftmals schnellen Wandlungen Ihres Gefühlslebens. Nicht alles ist kontrollierbar. Ändern Sie Ihre Absichten und Vorsätze. Riskieren Sie spontane Gefühlsausbrüche.

Halsprobleme

- Darin zeigt sich meist die Unfähigkeit, seinen Gefühlen eine Stimme zu verleihen bzw. für sich selbst zu sprechen. Zorn und Kränkungen werden hinuntergeschluckt. Die Kreativität wird erstickt.
- Geben Sie Ihren Gefühlen, vor allem den starken und vielleicht aggressiven, Sprache und Stimme. Folgen Sie mit der Sprachmelodie und der Stimmhöhe den Bewegungen Ihrer Gefühle. Stimmungen drücken sich durch die Stimme aus. Fassen Sie Mut zu bestimmten, ehrlichen Worten.

Hauterkrankungen

- Die Haut steht als Organ für unsere Individualität und damit für unsere Unabhängigkeit. Bei Hautproblemen bestehen oft Verlustängste, der Wunsch, auf sich aufmerksam zu machen, Angst vor dem Alter, der Vereinsamung oder dem Ausgesetztsein.
- Betrachten Sie bewusst Ihre Furcht vor der Einsamkeit. Stellen Sie Ihr Gefühlsleben auf Selbstständigkeit um. Sprechen Sie Ihre Ängste vor nahestehenden Personen aus. Gestehen Sie sich Schwäche zu. Nehmen Sie Nähe und Vertrauen an. Lassen Sie sich berühren und berühren Sie.

Hüftprobleme

- Das Vorankommen, der Fortschritt, ist blockiert. Die Selbstentschiedenheit wird aus Furcht vor Konsequenzen unterdrückt.
- Riskieren Sie es, den eigenen Wegen und Vorstellungen zu folgen.

Lassen Sie nicht zu, dass Ihre Furcht Sie gefangen hält. Treten Sie mutig auf, bieten Sie die Stirn und setzen Sie Ihren Standpunkt durch.

Lungenprobleme

- Die Lunge nimmt das Leben mit all seinen Gefühlsbereichen in sich auf. Wird das Leben als Bedrohung empfunden, verweigert man seine Aufnahme und atmet entsprechend verhalten, bedrückt. Es besteht eine Furcht davor, ganz und innig zu leben.
- Stellen Sie sich dem Leben. Kein Gefühlsbereich ist von vornherein schlecht oder primitiv. Erst, wenn man alle tiefen Gefühle aufnehmen und ausleben kann, ist man vom Leben ganz durchdrungen. Genießen Sie und schweifen Sie aus.

Ohrenbeschwerden

- Die Ohren nehmen die feinen Nuancen der Stimme und der dadurch ausgedrückten Gefühle wahr. Wenn man häufig den Äußerungen anderer Menschen mit negativen Emotionen ausgesetzt ist, stört das den eigenen Gefühlshaushalt.
- Hören Sie bewusst sanfte Musik, wohltuende Stimmen und Naturgeräusche. Versinken Sie in der Schönheit von Geräuschen und geben Sie sich den aufkeimenden Gefühlen hin. Hören Sie nicht mehr darauf, was die Stimmen der anderen sagen. Hören Sie auf Ihre eigene innere Stimme.

Rheumatismus

- Unterschwelliger Zorn und Ablehnung bestimmen den Alltag der Beziehungen. Man fühlt sich bedroht, lieblos behandelt und herumgestoßen. Anhaltende Verbitterung zieht sich durch den Körper.
- Begegnen Sie dem Leben mit positiven Gefühlen. Erwarten Sie neue und gute Ereignisse sowie liebevolle und freundliche Menschen. Gestalten Sie Ihr Leben bewusst voll Güte und guter Gefühle.

Skelett- oder Knochenprobleme

- Das Skelett steht für unsere emotionale und mentale Grundstruktur. Wenn man über lange Zeit hinweg bestimmte Gefühle und Gedanken nicht zulässt, greift das die entsprechenden Knochen in unserem Körper an – wie wenn bei einem alten Haus die Mauern an manchen Stellen verfallen.
- Nehmen Sie alle Ihre Gefühle und Gedanken als gut und wertvoll an. Negative Gefühle und Gedanken sind zum Schutz da. Dahinter verbergen sich Ihre wahren Bedürfnisse. Erlauben Sie sich, das Leben mit allen Sinnen und Gefühlen zu genießen.

Störungen im Solarplexus, dem Sonnengeflecht

- Die Magengrube steht für das Zentrum unserer intuitiven Kraft und die Fähigkeit, die Gefühle anderer Menschen wahrzunehmen. Die dort empfundenen Schmerzen sind oft die Schmerzen anderer – man leidet auch körperlich mit. Dieser Körperbereich stellt auch unsere Mitte dar. Bei Störungen ist die Mitte „von Angst bedrückt".
- Fokussieren Sie sich täglich vor dem Einschlafen auf Ihren Solarplexus und achten Sie dann auf aufkeimende Gefühle und Eindrücke. Etwas in Ihrem Leben hindert Sie unmittelbar daran, das Richtige wahrzunehmen. Treffen Sie eine Entscheidung.

Überaktivität

- Innerer und äußerer Leistungsdruck zwingt zu permanenter Aktivität. Zu hohe Erwartungen oder der Zwang, eine Schuld wiedergutzumachen, führen zu übersteigerter Leistung.
- Gleichen Sie Ihren Gefühlshaushalt durch das regelmäßige Üben von Gelassenheit aus. Bauen Sie geduldig und gezielt einen neuen Gefühlshaushalt auf. Leben Sie im Augenblick und nehmen Sie Ihre Versagensängste an. Kanalisieren Sie Ihre Energie in ein persönliches Projekt und nicht in ein von fremder Stelle beauftragtes.

Zahnprobleme

- Die Zähne stehen für den Biss im Leben, die Fähigkeit, beherzt sein Anliegen und seine Gefühle zu vertreten. Wer seine Zähne nicht zeigt, unmündig bleibt oder sich vor einer Entscheidung fürchtet, leidet an Zahnproblemen.

- Öffnen Sie beim Sprechen deutlich Ihren Mund. Sprechen Sie „aus sich heraus", nicht „in sich hinein". Äußern Sie auch Ihren Zorn und Ihre aggressive Seite. Beißen Sie sich gegen Widerstände durch. Zeigen Sie beherzt Ihre Zähne und damit Ihre wahre Größe und Kraft.

Nachwort

Die Kunst, zu fühlen, ersetzt nicht
die Kunst Ihres Arztes

Mein Lebens- und Berufsweg hat mich über die Schauspielkunst mit ihren Methoden vor über zwanzig Jahren unter anderem zur Tätigkeit eines Persönlichkeitstrainers und eines Schauspiellehrers geführt.

Über einige Jahre hinweg habe ich Lehrveranstaltungen an psychologischen und philosophischen Fakultäten besucht, ich habe jedoch nie ein ganzes Studium betrieben oder gar abgeschlossen – dazu war das Leben am Theater und als Schriftsteller zu fordernd und erfüllend.

Das hier verwendete Hintergrundwissen stammt zu unterschiedlich großen Teilen aus universitären Studien, wissenschaftlichen und populärwissenschaftlichen Publikationen, Forschungen und Statistiken, den Erfahrungswerten als Trainer und Lehrer, eigenen Erfahrungen aus der Psychotherapie sowie aus meiner beruflichen Tätigkeit als Schauspieler, Intendant und Regisseur. Doch ich bin weder Psychotherapeut noch Mediziner, Biochemiker, Neurologe oder Molekularbiologe.

Es handelt sich bei diesem Buch also nicht um eine bis ins Letzte wissenschaftlich fundierte Arbeit – auch wenn ich mich bemüht habe, alle relevanten Fakten und Hintergründe sorgfältig zu recherchieren und zu verifizieren.

Die vorgeschlagenen Strategien und Anleitungen ersetzen darum keinesfalls einen Arztbesuch oder eine psychotherapeutische Behandlung. Sollten Sie Beschwerden haben, so klären Sie diese bitte stets zusätzlich ab.

Dieses Buch kann und soll Ihnen und Ihrer Gesundheit helfen. Es kann Ihnen auch neue Perspektiven und Ihrem Leben eine positive Wendung geben. Doch bitte: Folgen Sie nie einer Anleitung ohne Umsicht und Vorsicht sich selbst und anderen gegenüber.

An meinem Buch „Gefühle heilen" (2001) hat auch meine damalige Frau Manuela Themeßl mitgearbeitet. Als diplomierte Krankenschwester mit langjähriger Berufserfahrung auf dem Gebiet der Neurologie hat sie ihre wertvollen Erfahrungen und ihr Wissen eingebracht. Einzelne Teile davon sind auch in diesem Buch enthalten – ich möchte an dieser Stelle dafür danke sagen.

Bücherliste

Empfehlungen

Biddulph, S.: „Das Geheimnis glücklicher Kinder", Heyne Verlag

Csikszentmihalyi, M.: „Flow", Klett-Cotta

Dispenza, J.: „Ein neues Ich", KOHA-Verlag

Goleman, D.: „Emotionale Intelligenz", dtv

Hellinger, B./ten Hövel, G.: „Anerkennen, was ist", Kösel-Verlag

Johnstone, K.: „Improvisation und Theater", Alexander Verlag

Liedloff, J.: „Auf der Suche nach dem verlorenen Glück", Verlag
C.H.Beck

Dr. Murphy J./Carnegie D./Hill N./Hay L.L. u. v. m.: „Glück ist kein
Zufall. Das große Buch des positiven Denkens", Heyne Verlag

Schellenbaum, P.: „Die Wunde der Ungeliebten", dtv

Teischel, O.: „Krankheit und Sehnsucht – Zur Psychosomatik der
Sucht", Springer VS

Dr. med. Triebnig I./Schwelz I. W.: „Der Stein des Lebens", Verlag
Mohorjeva Hermagoras

Quellen

Bräutigam, W./Christian, P.: „Psychosomatische Medizin", Georg
Thieme Verlag

Dethlefsen, T./Dahlke R.: „Krankheit als Weg", Bassermann Verlag

Dispenza, J.: „Ein neues Ich", KOHA-Verlag

Goleman, D.: „Die heilende Kraft der Gefühle – Gespräche mit
dem Dalai Lama", und „Emotionale Intelligenz", beides dtv

Lieb, K./Frauenknecht, S.: „Intensivkurs Psychiatrie und Psychotherapie", Urban & Fischer Verlag

Schubert, C.: „Psychoneuroimmunologie und Psychotherapie", Verlag Schattauer

Ornish, D.: „Revolution in der Herztherapie", J. Kamphausen Verlag

Herold, G.: „Innere Medizin", Verlag Herold G.

Pert, C. B.: „Moleküle der Gefühle: Körper, Geist und Emotionen", Rowohlt

Schmidt, S.: „Immunsystem schützen und gezielt stärken", Gräfe und Unzer Verlag

Tietze, H. G.: „Organsprache von A–Z", Knaur Verlag

Bücher von Michael Weger (nach Erscheinungsjahr)

„Share – Die Teile der Liebe" – Roman, Sheema Medien Verlag, 2016

„Octagon – Am Ufer der Seele" – Roman, Sheema Medien Verlag, 2015

„Gefühle heilen" – Ratgeber, Kneipp Verlag, 2001

„Gefühle zeigen und gewinnen" – Ratgeber, NP Buchverlag, 2000

„Vom Wirken des Herzens" – Ratgeber, Alekto Verlag, 1998

Im Herbst 2018 erscheint der Roman „Die Wiederauferstehung der Löwen" im Sheema Medien Verlag, im Dezember 2018 kommt die Komödie „Adios Muchachos" (Thomas Sessler Verlag) zur Uraufführung (neuebuehnevillach).

Danksagung

Danke an meine geliebte Frau Isabella. Sie steht mir mit ihrer Liebe, Geduld, ihrem Vertrauen und als erste Leserin und Korrektorin stets zur Seite.

Danke an Anneliese Paulhart und das Team des Kneipp Verlages für die neuerliche Zusammenarbeit. Ich freue mich, wieder einer Ihrer Autoren zu sein.

Danke an meine Eltern und meinen Sohn Luca. Vieles lernen wir von unseren liebsten und nächsten Menschen, vieles durch sie. Manchmal fällt es schwer, sich den Wahrheiten und dem Schicksal zu stellen. Doch das hilft uns, zu wachsen. Es klärt uns, fügt uns Stück für Stück zusammen, bringt uns „ans Licht" und einander näher.

Danke noch einmal an Manuela Themeßl für die Mitarbeit an „Gefühle heilen" im Jahr 2001.

Kontakt und Informationen

Besuchen Sie mich auf Facebook oder auf meiner Website (**www.michaelweger.com**). Sie erhalten dort weitere Informationen zu Büchern, Seminaren, Vorträgen und Coachings und können mich über das Kontaktformular erreichen.

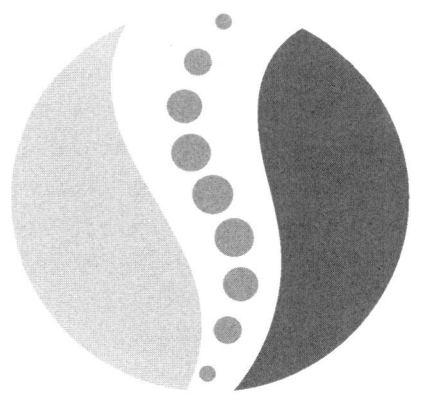